多巴胺國度

在縱慾年代找到身心平衡

安娜・蘭布克醫師
Dr. Anna Lembke

鄭煥昇｜譯

DOPAMINE
NATION

FINDING BALANCE
IN THE AGE
OF INDULGENCE

自由學習 41

多巴胺國度：
在縱慾年代找到身心平衡

作　　　者 —— 安娜・蘭布克醫師（Dr. Anna Lembke）

譯　　　者 —— 鄭煥昇
封 面 設 計 —— 陳文德
內 頁 排 版 —— 薛美惠
校　　　對 —— 聞若婷
責 任 編 輯 —— 文及元
行 銷 業 務 —— 劉順眾、顏宏紋、李君宜

總 編 輯 —— 林博華
事業群總經理 —— 謝至平
發 行 人 —— 何飛鵬

出　　版 —— 經濟新潮社
　　　　　　115 台北市南港區昆陽街 16 號 4 樓
　　　　　　電話：(02)2500-7696　傳眞：(02)2500-1955
　　　　　　經濟新潮社部落格：http://ecocite.pixnet.net

發　　行 —— 英屬蓋曼群島商家庭傳媒股份有限公司城邦分公司
　　　　　　115 台北市南港區昆陽街 16 號 8 樓
　　　　　　客服服務專線：02-25007718；25007719
　　　　　　24 小時傳眞專線：02-25001990；25001991
　　　　　　服務時間：週一至週五上午 09:30-12:00；下午 13:30-17:00
　　　　　　劃撥帳號：19863813；戶名：書虫股份有限公司
　　　　　　讀者服務信箱：service@readingclub.com.tw

香港發行所 —— 城邦 (香港) 出版集團有限公司
　　　　　　香港九龍土瓜灣土瓜灣道 86 號順聯工業大廈 6 樓 A 室
　　　　　　電話：25086231　傳眞：25789337
　　　　　　E-mail: hkcite@biznetvigator.com

馬新發行所 —— 城邦 (馬新) 出版集團 Cite(M) Sdn. Bhd. (458372 U)
　　　　　　41, Jalan Radin Anum, Bandar Baru Sri Petaling,
　　　　　　57000 Kuala Lumpur, Malaysia.
　　　　　　電話：(603) 90563833　傳眞：(603) 90576622
　　　　　　E-mail: services@cite.my

印　　刷 —— 漾格科技股份有限公司
初 版 一 刷 —— 2023 年 3 月 2 日
初 版 20 刷 —— 2024 年 7 月 10 日

I　S　B　N —— 9786267195178、9786267195185(EPUB)　　版權所有・翻印必究

定價：450 元

推薦序
超脫上癮與戒斷的輪迴，
找回身心的平衡狀態

文／沈政男（精神科醫師、專欄作家）

慾望都有生存或繁衍的功能，比如口慾為了汲取熱量，性慾為了生育，而社交需求連結了人群。滿足慾望就能帶來快樂，有了快樂就會想要追求更多快樂，只是，一旦這類行為跟不上，慾望無法一再滿足，就會出現不適，甚至引發痛苦。

享樂，就想要更多，而得不到更多，產生戒斷，就會痛苦，「人啊，是多麼可憐的存在呢！」當歷史上第一人有了這樣的體悟與感慨，宗教與哲學就誕生了。佛教試圖超脫七情六慾，儒家的孔子「七十從心所欲不逾矩」，都是不甘沉淪慾海，想要成為慾望的主人。

然而，克服慾望不是一件簡單的事，因為它根植於腦部深處，窩藏在內心最底層。千百年後，因為科學發達，人們開始使用客觀的方法來探討慾望。在心理學方面，佛洛伊德看出人就是受制於「爽快法則」（pleasure principle），如果沒處理好慾望，就會衍生好多心理症狀；神經科學家發現了腦中的神經傳導物質多巴胺，以及以它為主角的「獎勵路徑」（reward circuit），從此對慾望的探討進入了科學時代。

　　本書是作者安娜・蘭布克醫師，以生動有趣的筆法，引介與詮釋慾望的來源、它所產生的成癮問題，以及如何擺脫癮頭，成為慾望的主人，所完成的一部優異的科普著作。她是美國史丹佛大學的成癮精神科醫師，切入的角度當然是酒藥癮，然而她擴展到日常生活，把網路成癮、賭博成癮、工作成癮，甚至是作者自揭閱讀言情小說成癮，都納入筆下，寫出一個豐富又精采的「多巴胺國度」。

　　本書的創見之一，是把爽快與痛苦視為翹翹板的兩端，當一端過度刺激，另一端就會翹起，打亂腦中爽與痛的平衡機制。人生本來就是有苦有樂，但資本主義社會創造許多享樂的商品，刺激多巴胺分泌，又鼓勵人們使用藥物來逃避痛苦，導致愈來愈多人有了成癮問題，淪為多巴胺國度的俘虜。

　　成癮依來源可分為物質與行為兩種，而成癮症狀也可分為生理與心理兩方面，蘭布克醫師在書裡都做了引人入勝的描述。人類最早的成癮物質是酒精，文人墨客邊喝酒邊作詩，看似風雅，其實酒醉以後放浪形骸，就成了酒鬼。台灣的酒駕問題在處理上已遭遇瓶頸，看守所五成以上關的都是酒駕犯，他們出來以後照樣酒駕，原因就出在欠缺夠好的酒癮治療。蘭布克醫師在書裡介紹了美國戒酒匿名會的運作，相當值得專業人員參考。

　　毒品依成癮強度分級，而從腦科學來說，就是它們誘發

多巴胺生成或作用的強度。這些毒品都是人工合成，直接刺激
獎勵路徑，相當容易成癮。毒癮在各國都是嚴重的社會問題，
處理上必須以成癮科學為根據，使用藥物與非藥物治療，而不
是光靠意志力。蘭布克醫師以多年幫助病人戒癮的經驗，整理
出一套祕笈，每一個步驟剛好對應多巴胺的英文 DOPAMINE
的一個字母，實用又好記。

　　戒癮往往一開始動機很強，到了戒斷症狀出現，意志力
被削弱，卻又半途而廢，因此必須想出一個「自縛」的方法，
讓客觀的力量幫忙拉住自己，比如戒酒發泡錠服用以後，若喝
酒就會產生不適，以及丟棄成癮物品，避免再度受到誘惑等。
此外，從爽痛翹翹板的觀點出發，蘭布克醫師也建議以運動、
泡冷水澡等先苦後樂的活動，來取代吸毒的爽快。戒癮也可利
用群體的力量，讓原本想要逃離緊張、沮喪與寂寥而吸毒的破
壞式焦慮，被利社會焦慮，也就是希望得到群體認同的動機來
取代。

　　生活在現代世界，有太多刺激獎勵路徑、誘發多巴胺
作用的物質與活動，把人們擲進上癮與戒斷的輪迴，無法超
脫。本書從成癮科學的角度，告訴讀者如何逃離那樣的無間
地獄，回歸生活中的單純快樂，並承受適度的痛苦，以找到
身心的平衡狀態。書中闡明的成癮與戒癮原理，不只適用於
藥酒癮，對於一般人生活中的行為成癮也適用，比如熱戀與
失戀就是一種多巴胺的刺激與失衡，不妨以成癮科學的角度

來面對。

　　本書譯筆流暢可讀，專業術語也沒失準，可說是科普翻譯的精品，值得推薦給所有讀者。

推薦序
疼痛的快感，何其痛快！

文／蔡振家（臺灣大學音樂學研究所專任教師、
神經生物與認知科學研究中心成員）

在動盪的世界中，如何洞悉局勢？有人說，得民心者得天下；又有人說，得晶片者得天下。這兩句話都有道理，不過追根究柢，民心之所向與晶片之所用，大致就是為了生活中的種種慾望，因此我們可以說，得「多巴胺」者得天下。

腦中的多巴胺讓人產生慾望，而能夠操控多數人慾望的企業，往往能稱雄於全球，進而改變大眾的生活型態。拜這些企業所賜，我們不必花費太大的代價，便能取得香菸、美酒、炸雞、流行歌、手機遊戲、美照、趣味短片⋯⋯種種可以帶來愉悅感的東西，這種高度便利性，讓我們的多巴胺神經迴路時常處於被挑逗的狀態，身不由己。一旦自制力稍有鬆懈，就有可能被推向成癮的懸崖邊緣。

在這個過度豐盈、過度消費的現代社會中，由精神科醫師安娜・蘭布克所寫的這本書，無疑為人們提供了重要的生活指南。成癮就像是一個光譜，在重度成癮與絕對無癮的兩端之間，每個人都可以找到自己的位置，而這本書讓我們知道，

只要依循著適當的步驟，付出足夠的努力，便有可能調整自己在成癮光譜上的位置，而不是永遠被多巴胺牽著鼻子走。

本書描述許多精彩的實驗與案例，蘭布克醫師甚至坦然揭露自己對抗成癮的故事，令人欽佩。為了挑逗大家購買此書的慾望，以下我簡單介紹書中提到的一個實驗與一個案例。此書讓我印象最深刻的是「棉花糖實驗」，這個實驗讓三到六歲的幼童在兩個選項中做出抉擇，其一是馬上吃掉眼前的一顆棉花糖，其二是忍耐十五分鐘不吃這顆糖，之後可以連同第二顆糖一起享用。結果發現，能夠在甜食誘惑下撐過十五分鐘的小朋友，多半在學業與社交上有較好的表現。腦造影研究顯示，當受試者選擇延後獎勵時，大腦中的前額葉活性升高，不過壞消息是，充斥於生活中的「多巴胺商品」會擾亂這種延後滿足慾望的能力。

此書讓我最受啟發的案例，是一位古柯鹼成癮者的戒毒經驗。他為了戒毒，每天早上將全身浸泡在冰水裡數分鐘，以這種方式堅持了三年，終於戒掉毒癮。這位戒毒者自述，身體剛進入冰水時真的很難受，接下來皮膚變得麻木，就比較能忍受，而當浸泡結束走出浴缸時，則會有一種類似吸毒的「嗨」感——疼痛之後的快感，也許才是真正的痛快。

以上的故事不禁讓我思考，現代社會是不是讓我們太容易立即滿足慾望，太容易躲掉痛苦？在人類漫長的演化史上，洗冷水澡、長時間勞動、為了覓食長途跋涉、三不五時饑火中

燒，這才是真正的生活常態；也許我們的身體與心理，在這樣的生活型態中會比較健康？也許唾手可得的炸雞、手遊、短片，反而導致心靈空虛？對於這些議題，本書並不採取道貌岸然的說教方式，也不是冷靜客觀地講解神經機制，相反的，蘭布克醫師在此巧妙勾勒了一個翹翹板譬喻，藉此反覆說明「爽與痛存在此消彼長的關係」。有趣的是，這個譬喻還搭配數幅生動的漫畫，讓讀者不僅理解科學知識，而且對這些漫畫產生好笑、錯愕、釋懷等情緒，於是忍不住回味再三，與生活經驗相互印證，細品「爽痛翹翹板」的箇中深意。

多巴胺的科學總是峰迴路轉、柳暗花明，讓人心有戚戚焉，因為在這個縱慾的年代裡，沒有人是局外人。

看見真實的內在，走向真實的快樂

文／蔡宇哲（「哇賽！心理學」創辦者兼總編輯）

你平常生活中有什麼壞習慣嗎？就是明知道這樣做不太好，但總是忍不住持續地做。

很多人想到成癮行為多半會直接聯想到菸、酒或藥物成癮，也因此多數人會覺得這跟自己無關。但其實在日常生活中多數人都有一些壞習慣，都類似成癮行為般的難以戒除，只是不自知罷了。例如：你在睡覺前三十分鐘會滑手機或平板嗎？

我在每個睡眠講座都會問這個問題，調查睡前不使用 3C 的人有多少？大約只會有十分之一甚至更少的人會舉手說不，換言之超過九成的人都會在睡覺前滑一下。這種「報復性熬夜」的現象，許多研究都已經發現會對入睡以及睡眠品質有害。因此睡前滑手機也就是一種「對身心健康有害但又很難戒除的行為」，跟前面提的那些傳統成癮行為對照起來邏輯是類似的，只是負面效果較小罷了。

本書對於成癮行為的概念，從「異常」的端點拉回到一般生活中來，讓我不禁開始注意，在生活中到底有多少這類的行為存在而不自覺呢？

書中那位一直放不下手機的蘇菲令我印象深刻，被醫師建議試著放下手機來改變她的生活，嘗試一週後她慢慢習慣了，還說：「開始在眼裡看得到樹木了。」這不就是現代很多人的寫照嗎？無時無刻都盯著手機看，對於周遭環境毫不關注。起床第一件事已經不再是刷牙洗臉，而是先看一下手機訊息、滑個社群。吃飯、聊天甚至追劇時都要邊滑手機。一旦手機不在身邊就會非常不安、焦慮。但仔細一想，智慧型手機的普及也才近十來年的事而已，在這之前生活也是好好的呀。

這些總是忍不住會做的習慣，為什麼會出現呢？

有時候因為人們想追求的事物愈來愈多，很多人都希望高效能、多工，可以在最短的時間內完成所有事，不斷地「盲、茫、忙」。在這種持續追求不停歇的行為後，心裡卻也會感受與累積相對應的痛苦，而為了要有效率地逃開這些負向感受，追劇、手遊……等行為就因之而生。這就有如疼痛的患者不斷地需要麻醉一樣，這種心理麻醉的效果也會愈來愈弱，就需要更高的劑量或更強效的方式來讓自己恢復平靜。作者提及這個觀念讓我反省，自己是不是曾落入這個惡性循環裡了。

或許有人會覺得，有那麼嚴重嗎？白天工作壓力大、心累想看一下劇、放鬆一下，這也錯了嗎？

關鍵在於看劇、打手遊後的心理感受，如果需求量會愈來愈大，就不是一種好方法；如果看完常會覺得日子空虛，那也不是一種好方法。

　　我很喜歡作者提到：正念為什麼是需要的？因為它把人的感受拉回到基準點，換句話說，當你處於負向狀態時，並不要急著讓自己立刻變成正向開心的狀態，而是要先回到零點的平靜狀態。如果常常需要很強的物質或是活動來讓自己開心，久而久之就會有適應性，產生類似成癮的現象了。

　　在平靜狀態底下，才有機會細細地感受與覺察，自己想要什麼、什麼才是好的、有意義的。看見自己真實的內在，才能走向真實的快樂。

謹將本書獻給瑪麗、詹姆斯、伊莉莎白、彼得，

還有小盧卡斯

目次

引言

眞正的問題

> 爽一下，爽一下，全世界的錢都花在爽一下。
>
> ——美國音樂人兼演員李翁‧赫姆（Levon Helm）

這本書要談的是爽。這本書要談的是痛。最重要的是，這本書要談爽跟痛之間的關係，也要談對這層關係的了解何以已經是我們要把日子過好的必備條件。

爲什麼是必備條件？

因爲這個原本匱乏的世界已經在我們的改造下，變成一個東西充足得不像話的地方：藥物、食物、新聞報導、博弈、血拚、電玩、訊息、性愛訊息、刷臉書、曬IG（Instagram）、當油土伯（YouTuber）、發推特（Twitter）……今日各種高回報刺激的數目之多、種類之繁、效果之強，在在都令人咋舌。智慧手機是現代版的皮下注射針頭，一天二十四小時且全年無休地輸送數位多巴胺給這個連網的世代。別擔心你還沒找到合胃口的毒品，新產品很快就可以供你在附近的官網上下訂。

多巴胺是科學家所倚賴的一種「泛用貨幣」，有了它，科學家便能測量出人類任何一種經驗的成癮潛力。大腦的獎勵路徑中測得愈多多巴胺，該項經驗的成癮性就益發可觀。

除了多巴胺以外，近一世紀神經科學上的另一項重大發現是大腦處理爽跟痛是在同一個地方。再者，爽跟痛的運作就像是翹翹板的兩端。

我們都知道那種馬上想再來一片巧克力蛋糕，或是巴不

得一本好書、一部電影、一款電玩能延續到天荒地老，永遠不要完結的感覺。「想要」的那個瞬間，就是腦內的翹翹板從爽倒向痛的同一個瞬間。

這本書想做的，是為大家開箱「獎勵」當中的神經科學，並在這麼做的過程中讓我們找到痛與爽之間一個更理想、更健康的平衡。光談神經科學是不夠的。我們還需要血肉之軀的實際生活經驗。試問想找人來教導我們克服有如強迫症的過度消費，還有誰能贏過對其最沒有抵抗力的那群人呢？沒錯，我說的就是成癮者。

這本書根據的是我病人的真人真事，是他們從不敵癮頭到尋得出路的實際過程。他們慨允我訴說他們的故事，才讓各位跟我一樣，都能從他們的智慧中獲益良多。有些故事可能會讓你大驚失色，但對我而言這些故事完全可能發生在我們身上，頂多是極端一點而已。一如集哲學家與神學家於一身的肯特・鄧寧頓（Kent Dunnington）寫道：「重度成癮的人是當代的預言家，不把他們當回事，沒有好下場的是我們，因為他們反映的正是我們真實的面貌。」[1]

不論是糖分還是購物、偷窺還是電子菸，社群媒體貼文或是《華盛頓郵報》（*The Washington Post*），我們沒有人不做

---

[1] Kent Dunnington, *Addiction and Virtue: Beyond the Models of Disease and Choice* (Downers Grove, IL: InterVarsity Press Academic, 2011). 這是一篇以成癮跟信仰為題，非常優秀的神學與哲學論文。

著自己引以爲恥或覺得後悔的行爲。這本書想教大家用務實的
方式去管理過度消費的衝動，畢竟我們已經處在一個不論生活
中的哪一方面，無一不由消費在推動的世界。

　　歸根結柢，找到平衡點的祕訣就在於：結合成癮的科學
和戒癮的智慧。

第一部

追求快感

第一章

我們的自慰機器

　　我去候診室跟傑可布打了招呼。第一印象嗎？很客氣。六十出頭的他體重中等，五官不算深邃但稱得上英俊……老帥哥一枚。他身穿矽谷人的「制服」：卡其褲搭配扣釦子的休閒襯衫。他看起來並不起眼，不像是有祕密的人。

　　傑可布隨我走在不算長的走廊迷宮中，我能感受到他的焦慮像波浪一般打在我的背上。我記得我以前在帶病人回到我診間的時候都會莫名焦慮。我在前面走得會不會太快？我會不會在搖屁股？我的屁股形狀會不會很怪？

　　現在感覺好像是很久以前。我承認比起以前，閱（病）人無數的我變得有點喜怒不形於色，甚至可能有點無動於衷。我在想過往的我，過去那個閱歷不夠但對病人是那麼在乎的我，是否才是個真正的好醫生？

　　我們來到診間，我在他身後把門關上。我診間裡有兩個外型一樣、高度一樣、相隔兩呎（譯注：六十公分）、綠色坐墊、治療師都說讚的椅子，我輕輕地把其中一個推向他。他坐了下來，然後眼睛掃描起房間的內部。

　　我的診間是十呎乘十四呎的大小（譯注：約四坪），有兩扇窗，有台電腦擺在診斷桌上，有個邊櫃上頭蓋滿了書，還有張矮桌隔開兩張椅子。診斷桌、邊櫃、矮桌是用成套的紅棕色木頭製成。診斷桌是我之前的系主任傳承給我的老東西。它正中央有一道裂縫在底側，所以誰也看不見，簡直就是專門為我這一行準備的家具。

　　診斷桌面上有十落自成一格的書面資料，整整齊齊排得像手風琴一樣。我聽說這能讓人覺得我有條有理有效率。

　　牆上的裝飾像是一盆大鍋菜。不能不放的文憑與證書大都未經裱框，不為什麼只因為我懶。有張畫上頭是一隻貓咪，那是我從鄰居的垃圾堆裡尋來的寶貝，是說我撿了畫是為了框，但留下畫卻是為了貓。有幅彩色刺繡上看得到孩子們在亭子的裡裡外外玩得歡，那是我二十來歲時在中國教過英文的遺跡。那張彩繡上有塊咖啡漬，但那就像心理學裡的羅夏墨跡測試[2]一樣，你要知道那裡有汙漬才看得到汙漬。

　　被拿來展示的是各式各樣的小玩意兒，大都是病人跟學生送的禮物。當中有書、詩集、文集、藝品、明信片、年節賀卡、信件和漫畫。

　　我有一名病人藝術家兼音樂家的才華洋溢，他送了我一張他親自拍攝的金門大橋的照片，重點是上面還蓋滿他手繪的音符圖案。他在製作這份禮物的時候已經不想尋短了，但那仍舊是一幅彷彿在哀悼什麼的畫面，上頭的漸層非灰即黑。另外一名病人是個年輕的美人胚子，困擾她的是只有她自己看得到，而且多少針肉毒桿菌也抹不去的細紋。她送了我一個十人份的超大燒陶水壺。

2　譯注：一九二一年由瑞士精神科醫師赫曼‧羅夏首創的一種人格投射測驗，由多張有墨漬的卡片組成，受試者會被要求回答他們最初認為卡片看起來像什麼及後來覺得像什麼。

在電腦的左邊，我擺了一小幅德國文藝復興大師阿爾布雷希特・杜勒[3]的版畫《憂鬱 I》。畫中的憂鬱化身為女子，垂頭喪氣地坐在凳子上，身邊盡是無人聞問的工藝與計時工具：卡尺、秤、沙漏與鐵鎚。她飢腸轆轆的狗瘦到肋骨在乾扁的身軀上清晰可見，但也只能用耐性枯等著她振作起來。

在電腦的右邊，一尊身長五吋的陶瓷天使生著鐵絲拗成的雙翅，朝天伸展著雙臂。鐫刻在她腳邊的字眼叫「勇氣」。她是我一個女同事在清空辦公室時送給我的禮物。棄之可惜的天使，我要了。

能有這樣的診間作為我的小天地，我滿心感激。在這裡我得以獨懸於時間之外，在祕密與夢想的世界裡存在。但這空間也同時沾染了一抹哀傷與欲求不滿。一旦病人踏出我的診療半徑，專業的規範禁止我與他們有任何接觸。

我與病人的關係在診間裡絕對經得起考驗，但它們無法存在於這個空間之外。今天即便我在雜貨店巧遇病人，我也會為了一句「哈囉」而躊躇再三，只因為我不想以一個有血有肉有需求的活人身分「出櫃」。吃東西？我需要吃東西？怎麼可能。

多年前還是精神科的住院醫師時，我第一次在院外遇到指導我精神分析的主治醫師。他從一家店裡走出來的時候身穿

3　譯注：Albrecht Dürer，一四七一～一五二八，德國文藝復興大師。

風衣跟印第安納瓊斯式的呢帽，看上去就跟剛替約翰·彼得曼公司[4]拍完型錄封面沒有兩樣。那次經驗讓我很難接受。

我跟他分享了很多私生活的細節，而他指導起我也活像把我當成個案。我從沒想過他會是個戴帽子的人。對我來說，戴帽子代表他是個很重視外表的人，而重視外表並不符合我心目中他身爲完人的人設。不過更重要的是，這讓我意識到我的病人也可能在院外看見我，而他們也可能歷經跟我一樣的震撼。

我轉身面向傑可布，開始了面談。「有什麼需要我幫忙的呢？」

我多年來發展出的其他開場白還包括：「你爲什麼會想來這兒，跟我說說」、「什麼風把你吹來的啊？」，甚至是「話說從頭吧，什麼頭都可以。」

傑可布打量了我一番。「我希望，」他用濃重的東歐口音說，「妳能是個男人。」

我當場就知道我們要談的是性。

「怎麼說？」我裝起傻來反問他。

「因爲妳身爲一個女人，要聽我講我的問題可能有點辛苦。」

「我向你保證，世上差不多沒有我沒聽過的事了。」

4　譯注：J. Peterman，美國一家專賣服飾與家具的郵購兼網購零售業者。

「是這樣,」他支支吾吾地說著,看著我的眼神有些羞澀,「我性成癮。」

我邊點頭邊喬了個舒服的坐姿。「你接著說⋯⋯」

每個病人都是一個待開箱的包裹、一本還沒讀的小說、一片有待探索的土地。曾有個案向我形容過攀岩帶給他的感受:身在峭壁上,眼前只剩下無限延伸的岩面對照著僅有能放上手指與腳趾的有限選項。身為心理治療的執業醫師也大抵跟攀岩是同一回事。我浸淫在個案的故事裡,一層層往上疊加的述說,至於其他的事情都自動剝落了。

關於人類的苦難我聽過不計其數的版本,但傑可布的故事還是讓我震驚了。最讓我動搖的是在那故事中,我們所居住的是一個什麼樣的世界,我們所留給孩子們的又是一個什麼樣的世界。

傑可布劈頭就丟出了一個兒時的記憶。沒有鋪陳的序曲。佛洛伊德再世一定會非常滿意。

「我第一次自慰是在兩歲還是三歲的時候,」他說。那對他而言記憶猶新。我從他臉上看得出來。

「我上了月亮,」他接著說,「但那又不是真的月亮。那兒有個像神一般的人⋯⋯而我有了一次我不知道那該算什麼的性經驗⋯⋯」

我猜想他口中的月亮是類似某種心理學中的「深淵」狀態,感覺自己既不存在任何一處但又無所不在。但神一般的

人？嗯，我們不都渴望高於自己的某樣東西嗎？

學童階段的傑可布是個夢想家：扣得亂七八糟的鈕釦、手上跟袖子上都是粉筆灰；上課時第一個往窗外看的是他，放學後最晚離開教室的也是他。八歲的時候他已經有自慰的習慣。有時候一個人，有時候跟他最好的朋友一起。他們還沒有學會為此感到不好意思。

但在他們的第一次聖餐禮[5]後，他突然覺醒於自慰這件事是一種「道德上的罪孽」。從那之後他自慰就都是一個人了，同時他還會每週五都去找他家所屬教會的天主教神父告解。

「我會自慰，」他小小聲透過告解室的隔網說。

「多少次？」神父問起。

「每天。」

告解室內一陣沉默。「別再這麼做了。」

至此傑可布停了下來，看向了我。我們會心微笑了一下。要是這麼直接的勸戒就可以解決問題，那我早就回家吃自己了。

少年傑可布決心要聽話，要當個「好孩子」，所以他握緊拳頭，說不碰自己那裡就不碰自己那裡。但他的決心只維持了兩三天。

「那，」他說，「便是我雙面人生的開始。」

5　譯注：First Communion，在基督信仰中類似成年禮的存在，大約發生在七到十三歲之間。

　　你可以想像我聽到「雙面人生」一詞，就像心臟科醫師聽到「心電圖中 ST 節段較基準線異常上升」，也像腫瘤科醫師聽到「第四期」或內分泌科醫師聽到「糖化血紅蛋白」，都十分有親切感，它指的是成癮者祕密從事的吸毒、酗酒或其他強迫性行為已經轉到外界的視野之外，有時候甚至轉移到當事人自身的視野之外。

　　綜觀整個青少年階段，傑可布都會在放學回到家後前往閣樓，並在那兒對著一幅希臘女神阿芙蘿黛蒂[6]的繪畫自瀆。那幅畫是他從課本上影印下來，然後藏在木頭地板縫裡的。後來回首前程，他覺得青少年期是他人生中最清純的一段時光。

　　十八歲時他上大學念物理跟工程，而搬去市區與姊姊同住。他姊姊大半天都因為工作而不在住處，所以他人生中第一次有了長時間獨處的機會。他很寂寞。

　　「所以我決定製作一台機器……」

　　「一台機器？」我邊問邊稍微坐正了起來。

　　「一台自慰機器。」

　　我愣了一拍。「原來如此。這機器的用法是？」

　　「我把一根金屬棍的一端連到唱片的轉盤上，另一端則連到一個有開口的金屬環上，同時我在金屬環上包了軟布。」怕我聽不懂，他給我畫了張示意圖。

6　譯注：對應在羅馬神話中執掌愛與美的女神維納斯。

「我把布跟金屬環套在陰莖上。」英文的 penis（陰莖）被英文不大好的他念起來彷彿是兩個字一樣：pen- 的部分聽來像是用來寫字的 pen，-nis 的部分聽起來像 Loch Ness Monster（尼斯湖水怪）裡的 Ness。

我油然而生一股想笑的衝動，但在稍事思索後，我意會到那股笑的衝動是我在掩飾自己的另外一種感受：我在害怕。我怕的是在邀請他向我袒露自己之後，我將會想要幫助他但無能為力。

「唱片轉盤轉啊轉的，」他說，「金屬環也會跟著上上下下。我只要調整轉盤的轉速，就可以控制金屬環前進後退的速度。我可以選擇的速度有三種。就這樣，我帶著自己來到了極限之前……許多次，但又不至於突破邊界。我摸索出的另外一件事是在做的同時抽著根菸，有助於把我從極限前拉回，所以我後來都會這麼搭配。」靠著這種種微調，傑可布得以維持準高潮的狀態達數小時之久。「這，」他點著頭表示，「讓人欲罷不能。」

傑可布每天都會用他的機器自慰幾小時。那於他有種無與倫比的愉悅。他發誓他會戒掉，他曾把機器藏在高高的櫃子裡，也曾將之大卸八塊然後把零件扔掉。但隔個一兩天，他又會把零件從櫃子或垃圾桶裡拉出來重組，然後故態復萌。

．．．．．．．．．．．．．．．．．．

　　傑可布的自慰機器或許會讓你覺得噁心，至少我第一次聽到的時候，滿不能接受的。或許在你眼裡這是一種超乎日常經驗的極端變態，所以跟你或你的人生沒有多大關聯。

　　但如果我們真這麼認定，那各位和我就會錯失良機，去理解與我們現今生活方式關係匪淺的事情：**我們每個人都在某種程度上，有一台自己專屬的自慰機器。**

　　大約四十歲前後，我養成了一種談不上健康的嗜好是看言情小說，而紅極一時的《暮光之城》是我上癮的第一口毒品，講的是青少年吸血鬼之間超自然的浪漫愛情。我光是拿著這書在讀就很不好意思了，根本沒臉承認自己看得不亦樂乎。

　　《暮光之城》的故事打中了我位於愛情、驚悚、奇幻這鐵三角之間的甜蜜點，成為了我在繞過轉角進入中年後的完美鴕鳥洞。當然我完全不是特例。成千上百萬跟我同世代的女性都是《暮光之城》的讀者跟粉絲。我迷上一本書之事本身不值得大驚小怪。我這輩子都愛看書。真正值得一提的是我迷上這書之後所發生的事情。不論是用過往的習性還是生活的環境，我都交代不清我那之後是怎麼了。

　　原來在看完了暮光系列後，我又欲罷不能地把所有能入手的吸血鬼言情小說都吃乾抹盡，然後更把魔掌伸向了狼人、精靈、女巫、死靈法師、時間旅行者、通靈者、讀心者、操火者、算命師、寶石魔法師……這樣你懂了吧。來到某個點上，太過溫吞的愛情故事已經滿足不了我的胃口，於是我開始搜尋

尺度更大、情慾描繪更大膽的經典戀愛奇幻。

我記得自己曾經嚇了一大跳，原來只要到我家附近的圖書館裡的一般小說區，就可以伸手從架上拿到完全是限制級的性愛場面作品。我毛骨悚然地想到這些書我找得到，我家孩子也找得到。要知道我從小在美國中西部長大，當時我家附近圖書館最辛辣的東西，也不過就是《神啊，你在嗎？》[7]。

事情變得更加不可收拾的轉捩點，是我在科技玩家朋友的慫恿下買了一台 Kindle 電子書閱讀器。自此我不再需要等待書從不同的圖書館體系轉調過來，也不用再把鹹濕的封面藏在醫學期刊裡面，特別是當我先生跟孩子們也在的時候。如今我只要滑個兩下再點個一下，我要的書就可以立刻到手，不受時間跟地點的限制；火車上可以、飛機上不用擔心，在髮廊等待時也沒有問題。我完全可以把凱倫・瑪麗・莫霖（Karen Marie Moning）寫的《黯夜法則一：黯之罪》（*Darkfever*）偽裝成杜思妥也夫斯基的《罪與罰》。

簡單講，我成了公式化情慾類型小說的重度連鎖讀者。我一完食某本電子書，就會馬上開始下一本：我寧可讀言情小說也不社交，我寧可讀言情小說也不做飯，我寧可讀言情小說也不睡覺、不關心老公跟小孩。我有一次還很不要臉地帶著

7　譯注：*Are You There, God? It's Me, Margaret.*；繁體中文版由小麥田出版，是美國作者茱蒂・布倫（Judy Blume）發表於一九七○年的青少年小說，講述一個六年級的女孩歷經青春期的種種典型問題。

Kindle 去上班，看診空檔都在讀。

　　我秉持著「便宜還要更便宜」的原則，不斷尋找著更划算的選項，最終不免來到免費的地界。亞馬遜網站（Amazon.com）就跟任何一名優秀的毒販一樣，都知道免費樣品的威力。三不五時我會發現有些書是真貨而且價格又真的很低，只是多數時候便宜沒好貨是不變的真理，大部分廉價的作品都真的是糞作，情節老套不說，人物刻畫也非常平板，更不用說俯拾皆是錯誤的拼字跟文法。但我還是囫圇吞棗地將它們都嚥了下去，因為特定閱讀體驗能產生的效果已成了我的必需品。至於獲得那種體驗的過程已經愈來愈不是重點。

　　那種男女主角從勾搭上到終於結合，從性張力的高漲到終於獲得紓解的瞬間，正是我想要沉溺於其中的體驗。句法、風格、場景、人物，都已經不是我在意的事情。我只想要「哈一口」，而這些按照公式寫出來的書就是專門用來釣我的魚鉤。

　　言情小說的每一章最後都會吊人胃口，而章與章之間則會不斷朝著高潮累積張力。我開始會在書的前半部用衝的，只為了趕到高潮處，至於高潮後的內容就直接放棄。我必須很傷心地告訴大家一件事情：言情小說的高潮大概都落在書的四分之三處，後面就都是雞肋了。

　　就這樣在書中的男歡女愛沉迷了一年之後，我赫然發現自己在週間的半夜兩點不睡覺，只為了看《格雷的五十道陰影》（*Fifty Shades of Grey*）。為了自欺欺人，我告訴自己格雷系

列是二十一世紀的《傲慢與偏見》(*Pride and Prejudice*)——
但就在這節骨眼上,我看到了書中白紙黑字地印著「屁眼塞」
一詞,然後我才幡然醒悟,三更半夜拿著以虐待狂跟性玩具爲
題的小說在看,絕對不是我希望過的日子。

　　廣義的「癮頭」是不惜傷害自己與他人也要進行下去,
具有持續性暨強迫性的物質消費或行爲模式,如賭博、電玩、
性愛都是。

　　發生在我身上的事情比起強烈成癮者的生活,只能算小
巫見大巫,但這確實凸顯出了強迫性過度消費是一個日益嚴
重,且我們所有人都避不開的問題,即便在我們自覺過得不錯
時也不例外。我有一個稱得上是好隊友,善良又溫柔的丈夫,
有很棒的孩子,同時我有一份有意義的工作,有自由,有自主
的空間,也算得上相對有錢——我沒有心理創傷、顛沛流離、
貧窮、失業等任何一樣成癮的危險因子。但我依舊不由自主地
一退再退到一個遐想的世界裡。

資本主義的黑暗面

　　以二十三歲的年紀,傑可布邂逅並娶到了他的妻子。婚
後他們一起移居到她跟父母同住的三房公寓裡,自此他告別了
他的機器——並且他希望是永別。他跟太太一起去登記公宅排
隊,但被告知要等上二十五年。這在一九八〇年代的東歐國家

是家常便飯。

與其任由自己再跟爸媽住上幾十年，他們決定另闢蹊徑來加快買房的速度。他們開了一家電腦公司來進口台灣的產品，加入台灣蒸蒸日上的地下經濟。

靠著興旺的生意，他們很快就成了在地的有錢人，買了房子不說，還順便買了塊地；此時他們育有一兒一女。

他們的前途眼看著一片光明，主要是傑可布在此時獲得了應聘去德國擔任科學家的邀約。他們沒有放過這個能移居西歐、讓生涯發展更上層樓，且讓孩子擁有更多發展機會的天賜良機。是說西歐代表很多機會沒錯，只是機會這東西也分好事壞事。

「一搬到德國，我就發現了當地的色情書刊、A片、活春宮秀。事實上我們落腳的城鎮就是這些成人產業的重鎮，我很難忍住誘惑。但我忍了下來。我一忍就是十年。我做著科學家的工作，非常努力地工作，但到了一九九五年，一切都變了。」

「什麼變了？」我明知故問，但其實已經多少心裡有數。

「網路。我那年四十二歲，原本生活還算愜意，但就因為網路的出現，我的日子開始崩解。一九九九年有一回，我人在一間我待過大概五十次的飯店房間。我有一場大會議要開，隔天有重要演講，但我還是熬了一整夜看A片，沒有準備演講。結果隔天我既沒睡覺又沒準備東西就跑去開會。我還是上了台，但講得非常爛。我差一點就丟了工作。」他看著地板大搖

其頭，陷入了回憶中。

「那之後我開始了一種新的儀式，」他說。「每次回到那個飯店房間，我就會把便利貼貼得到處都是——浴室鏡子、電視螢幕、遙控器——上頭寫著『不准亂來』。但我連一天都沒撐過。」

我頗為驚訝於他待的飯店房間有多像近代的史金納箱[8]：一張床、一台電視、一個小冰箱。百無聊賴之餘只能按下槓桿來索取毒品。

他再次低下頭來，沉默開始延展。我給了他一點時間。

「那是我第一次想到要尋短。我不覺得世界會想念我，甚至少了我這世界會更好。我走到陽台往下看。四層樓……應該夠了。」

．．．．．．．．．．．．．．．．．．

但凡任何一種成癮，近水樓台都是很大的風險因子。一旦毒品唾手可得，我們就會有更高的嘗試機率，也更可能會一試成主顧。

眼下美國的鴉片類流行病就是上述說法一個悲劇性且極

8　譯注：Skinner Box，一九三八年由哈佛大學研究生史金納設計用來研究操作制約行為與經典條件反射的動物行為實驗裝置。

具說服力的案例。[9] 美國的鴉片類藥物（opioid）具有嗎啡作用的化學物質，主要用途是止痛，包括奧施康定（OxyContin，另譯為羥考酮）、維可汀（Vicodin，主成分是乙醯胺酚〔Acetaminophen〕和氫可酮〔Hydrocodone〕）與吩坦尼（Fentanyl）止痛貼片在內，在一九九九到二〇一二年間處方箋開立量翻成了四倍。這再加上前述鴉片類藥品對美國各角落無孔不入的滲透，結果就是鴉片類用藥成癮率與相關死亡案例在美國居高不下。

一支工作小組在美國公共衛生學院暨學程學會（ASPPH，Association of Schools and Programs of Public Health）的指派下於二〇一九年十一月一日發表了一份報告，並在結論中稱：「強力（含高效與長效）鴉片類處方藥在供應面上的強勢擴張，已經導致了鴉片類處方藥成癮問題的比例式增加，甚至不少人開始轉而使用非法的鴉片類藥物，包括吩坦尼與其各種類似

9　Anna Lembke, *Drug Dealer, MD: How Doctors Were Duped, Patients Got Hooked, and Why It's So Hard to Stop*, 1st ed.(Baltimore: Johns Hopkins University Press, 2016). 關於這個主題有很多優秀的專書，稍舉數例便有 *Pain Killer: An Empire of Deceit and the Origin of America's Opioid Epidemic*, by Barry Meier; *Dreamland: The True Tale of America's Opiate Epidemic*, by Sam Quinones; and *Dopesick: Dealers, Doctors and the Drug Company That Addicted America*, by Beth Macy. 這每一本書，包括拙作，都分別用略有不同的角度探究了鴉片類藥物流行病的起源。

物，而這又後續推動了用藥過度案例的級數式增加。」[10] 同一份報告還指出使用鴉片類藥品造成的病症「乃肇因於與鴉片類藥物的持續性接觸」。[11]

同理，減少成癮物質的供應可以減少潛在患者對其接觸量，也能相應減少成癮與相關傷害的風險。上世紀有一場自然實驗測試並證實了這個假說，那就是美國在二十世紀初實施的禁酒令，當時美國以修憲的方式（第十八號憲法修正案），在全國範圍內禁止了酒精飲料的生產、進口、運輸與銷售。該禁令的起訖分別為一九二○與一九三三年。

禁酒令使得美國的酒精消費與成癮人數呈現急墜式的下降。[12] 即便這十幾年間並無戒除酒癮的新辦法問世，公共場所醉酒與涉及酒精的肝病案例仍得以腰斬。

當然禁酒令也引發了一些意料之外的副作用，像是美國

10　ASPPH Task Force on Public Health Initiatives to Address the Opioid Crisis, *Bringing Science to Bear on Opioids: Report and Recommendations*, November 2019.

11　ASPPH Task Force on Public Health Initiatives to Address the Opioid Crisis, *Bringing Science to Bear on Opioids: Report and Recommendations*, November 2019.

12　Wayne Hall, "What Are the Policy Lessons of National Alcohol Prohibition in the United States, 1920–1933?," *Addiction* 105, no. 7 (2010): 1164–73, https://doi.org/10.1111/j.1360-0443.2010.02926.x.

社會出現了幫派把持的龐大酒精黑市。[13] 惟禁酒令對酒精消費與相關致死率的正面影響，顯然是廣泛遭到了美國社會的忽視。

禁酒令對各種飲酒效應的壓縮一直延續到整個一九五〇年代。在禁酒令取消後的三十年間，隨著酒精的供應慢慢重新普及，相關的消費也呈現了穩定成長。

在一九九〇年代，美國人飲酒的比例增加了將近百分之五十，而高風險的飲酒行為則增加了百分之十五。二〇〇二到二〇一三年，可確診的酒精成癮在（六十五歲以上的）中高齡成年人之間增加了百分之五十，在女性之間則成長了百分之八十四，而這兩批人正好是之前相對免疫於酗酒問題的族群。[14]

當然啦，接觸管道的增加並不是上癮的唯一風險因子。

13　Robert MacCoun, "Drugs and the Law: A Psychological Analysis of Drug Prohibition," *Psychological Bulletin* 113 (June 1, 1993): 497–512, https://doi.org/10.1037//0033-2909.113.3.497. 關於精神（活性）藥物的禁止、除罪化與合法化造成了哪些影響有著眾多的爭議與辯論。Rob MacCoun 的研究以經濟學、心理學與政治學的綜合角度對這個主題進行了深挖。

14　Bridget F. Grant, S. Patricia Chou, Tulshi D. Saha, Roger P. Pickering, Bradley T. Kerridge, W. June Ruan, Boji Huang, et al., "Prevalence of 12-Month Alcohol Use, High-Risk Drinking, and DSM-IV Alcohol Use Disorder in the United States, 2001–2002 to 2012–2013: Results from the National Epidemiologic Survey on Alcohol and Related Conditions," *JAMA Psychiatry* 74, no. 9 (September 1, 2017): 911–23, https://doi.org/10.1001/jamapsychiatry.2017.2161.

今天如果我們有血緣關係的父母親或祖父母有酒精成癮的問題，那我們同樣成癮的風險也會上升，即便我們不在那個家，不由他們撫養長大也一樣。心理疾病也是一項風險因子，只不過心理疾病與成癮之間的關係尚不明朗：究竟是心理問題導致用毒，還是用毒導致或暴露了心理疾病，又或者真相是介於兩者之間，目前尚且沒有定論。[15]

創傷、人際關係的動盪、貧窮都會挹注成癮的風險，主要是毒品會成為人逃避現實的管道，進而導致表觀遺傳學上的改變——在遺傳自親代的鹼基對之外，DNA（去氧核糖核酸，deoxyribonucleic acid）鏈上會出現可遺傳的改變——影響所及，個體與其後代的基因表現都會有所變化。

惟雖然成癮的因素有這麼多，但與成癮物質的接觸增加仍舊是現代人得面對最重要的風險因子。供應會創造出需求，因為我們面對過度消費的強迫症漩渦，都只有乖乖被捲進去的份兒。

我們的多巴胺經濟，也就是歷史學者大衛‧柯特萊特（David Courtwright）所說的「邊緣資本主義」（limbic

---

15 Anna Lembke, "Time to Abandon the Self-Medication Hypothesis in Patients with Psychiatric Disorders," *American Journal of Drug and Alcohol Abuse* 38, no. 6 (2012): 524–29, https://doi.org/10.3109/00952990.2012.694532.

capitalism）[16]，正在推動著這種改變的發生，而從旁推上一把的劃時代科技則一方面增加了我們接觸廣義毒品的機會，同時也讓這些「毒品」在數量、種類與效力上有所增長。

譬如說捲菸機器在一八八〇年的發明，就讓捲菸的效率從每分鐘四支增加到令人咋舌的每分鐘兩萬支。[17] 甚至到了今天，全球每年售出的香菸已經高達六點五兆支，相當於每天抽掉大約一百八十億支的香菸，也相當於害死全球高達六百萬的人口。

一八〇五年，德國人弗里德里希・瑟圖納（Friedrich Sertürner）在擔任藥劑師學徒的期間發現嗎啡，這是一種比起其前驅物鴉片類藥物強十倍的止痛劑。一八五三年，蘇格蘭醫師亞歷山大・伍德（Alexander Wood）發明了皮下注射。這兩種發明的合體，導致十九世紀末的醫學期刊上爆出了數百宗

16　David T. Courtwright, *The Age of Addiction: How Bad Habits Became Big Business* (Cambridge, MA: Belknap Press, 2019), https://doi.org/10.4159/9780674239241. 這本著作以扣人心弦且旁徵博引的方式，檢視了成癮商品與行為的跨時代與跨文化普及，是如何造成了相關消費量的增加。譯注：繁體中文版《成癮時代》由立緒出版。

17　Matthew Kohrman, Gan Quan, Liu Wennan, and Robert N. Proctor, eds., *Poisonous Pandas: Chinese Cigarette Manufacturing in Critical Historical Perspectives* (Stanford, CA: Stanford University Press, 2018).

醫源性（醫師診治造成的）嗎啡成癮案例。[18]

　　爲了找到成癮性較低的止痛劑來取代嗎啡，化學家推出了一種全新的化合物叫 heroin，典出德文單字 heroisch，意思是「勇氣」，中文叫海洛因。沒想到海洛因的毒性比嗎啡還強二到五倍，最後爲一九○○年代初期的麻藥狂熱奠定了基礎。

　　時至今日，強效的醫藥級鴉片類藥物如奧施康定、氫可酮與氫嗎啡酮都不缺任何你想得到的型態了：藥丸（pill）、注射劑（injection）、貼片（patch）、鼻腔噴劑（nasal spray）。二○一四年，一名中年病人走進我診間，重點是他手拿著一根亮紅色的吩坦尼棒棒糖（fentanyl lollipop）在舔。吩坦尼是一種人工合成的鴉片類藥物，其強度比嗎啡高五十到一百倍。

　　除了鴉片類藥品以外，今日許多其他的藥品也比舊時的原版更強。電子菸——潮、低調、無臭無味、可補充的尼古丁輸送系統——比傳統香菸更能在短時間內衝高血液中的尼古丁濃度。爲了增加對青少年的吸引力，電子菸還有各式各樣的口味任君挑選。

　　今天的大麻比起一九六○年代的產品要強五到十倍，而

18　David T. Courtwright, "Addiction to Opium and Morphine," in *Dark Paradise: A History of Opiate Addiction in America* (Cambridge, MA: Harvard University Press, 2009), https://doi.org/10.2307/j.ctvk12rb0.7. 這是歷史學者大衛・柯特萊特的又一本傑作，當中追溯了鴉片類流行病在歷史上的源流，包含一八○○年代尾聲，當時醫師會常態性開立嗎啡處方給維多利亞時代的家庭主婦等各種族群。

且還買得到大麻餅乾、大麻蛋糕、大麻布朗尼、大麻甘貝熊（小熊軟糖）、藍莓大麻（譯注：一種特殊的大麻品種）、大麻夾心餅、大麻口含錠、大麻油、大麻芳香劑、大麻酊劑、大麻茶……族繁不及備載。

世界各地的食品也同樣成了技術人員炫技操弄的小天地。在一次大戰之後，切片與油炸的產線自動化促成了袋裝洋芋片的問世。[19] 二〇一四年，美國人均馬鈴薯消費量是一百一十二磅（譯注：約五十公斤），其中三十三點五磅（譯注：約十五公斤）是新鮮馬鈴薯，其餘的七十八點五磅（譯注：約三十五公斤）則是加工製品。糖、鹽、脂肪被毫不手軟地加進我們各式各樣的食物當中，更別說還有數以千計的人工調味被用來滿足現代人的口腹之慾，畢竟我們沒有法式吐司口味冰淇淋或泰式番茄椰汁濃湯就活不下去。[20]

隨著各種成癮物質的普及化與強效化，混藥（短時間內併用多重藥物）也成了一種常規操作。我的病人麥克斯放棄了把他的用藥經歷解釋給我聽，因為他發現畫條時間線來說明比

19　National Potato Council, *Potato Statistical Yearbook 2016*, accessed April 18, 2020, https://www.nationalpotatocouncil.org/files/7014/6919/7938/NPCyearbook2016_-_FINAL.pdf.

20　Annie Gasparro and Jessie Newman, "The New Science of Taste: 1,000 Banana Flavors," *Wall Street Journal*, October 31, 2014. David T. Courtwright's *The Age of Addiction: How Bad Habits Became Big Business* 中也可讀到食品業變革的精采詳細討論。

較容易。

　　如各位可以在他手繪的圖中看到，麥克斯從十七歲開始喝酒、抽菸、呼麻（俗名瑪莉珍〔Mary Jane〕）。十八歲他吸起了古柯鹼（cocaine，可卡因）。十九歲他轉換跑道到奧施康定與贊安諾（Xanax，阿普唑侖〔Alprazolam〕）。二字頭的他用過波考賽特（Percocet）、吩坦尼、K他命（ketamine，氯胺酮）、迷幻藥（LSD）、天使塵（PCP）、右美沙芬（DXM）與MXE，最後落腳在Opana這種醫藥級的鴉片類藥物。Opana為他打開了海洛因的大門，直到他在三十歲那年成為我的病患。通算他在比十年多一點的時間裡嘗遍了十四種毒品。

　　如今這個世界還提供人一支麻雀不小五臟俱全的數位毒品大軍，這是以前的人類不曾有過，或是即便有，也不像今天有數位平台讓這些無形毒品發揮無遠弗屆的效力。這些數位毒

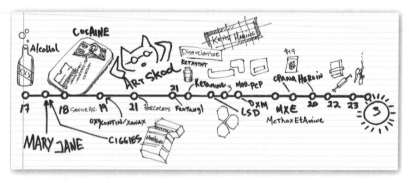

【圖1】　吸毒時間線

品略舉數例，就包括網路色情、線上博弈、電玩遊戲。

再者，這些科技本身也具有成癮性，畢竟螢幕上有著絢爛的閃光、激昂的配樂、深不見底的賭金、無窮的希冀，外加永不打烊的賭局，還有沒有最高只有更高的賠率。

我的喜好從無傷大雅的吸血鬼浪漫史惡化成社會認可的女性色情，萬惡之源就是電子書閱讀器。

消費行為本身也已化身為一種毒品。我有一位病人是越南移民，而讓他無法自拔的是線上搜尋與線上購物的循環。那種快感於他始於決定要「敗」（buy）什麼的瞬間，持續於等待戰利品送達的期間，然後在開箱的瞬間達到高潮。

不幸的是這股高潮短到差不多在他把亞馬遜網站的膠帶撕掉，看清楚裡面的內容物時，就結束了。他整個房間都是廉價的消費性商品，身上更已經背負了好幾萬美元的債務。惟即便如此，他還是停不下來。為了讓購物循環生生不息，他的購物單價開始愈來愈低——鑰匙圈、馬克杯、塑膠墨鏡——而且一收到就退貨。

網際網路與社交傳染

那天在飯店的傑可布決定不尋短了。只相隔一個禮拜，他的妻子就被診斷出腦癌。他們回到了自己的母國，自此妻子人生的最後三年都是他在照顧。

　　二〇〇一年，以四十九歲的年紀，他重新聯繫上了高中時代的女友，兩人還結了婚。

　　「我在婚前跟她說了我的問題。但也許我有稍微避重就輕吧。」

　　傑可布偕新婚妻子在西雅圖買了房子。傑可布開始了在矽谷擔任上班族科學家的通勤人生。他待在矽谷而不在妻子身邊的時間愈長，他就愈掉回到色情成癮與忍不住要自慰的宿疾中。

　　「跟太太在一起時的我從來沒有奇怪的想法。但只要我一在矽谷，或出差，身邊沒有她的時候，我就會想些有的沒的。」

　　傑可布頓了一下，顯然是下面的話讓他有點難以啓齒。

　　「有時候在工作上，我會接觸到電，這時我的手會有些感覺。這讓我好奇了起來。我開始納悶用陰莖去觸碰電流，人會有什麼感受。於是我開始上網研究，結果還真的給我發現有一整個社群的人都在用電流刺激自己。

　　「我把電極跟電線連到自己的音響系統上，用源自音響的電壓實驗了交流電。後來我捨棄了單純的電線，改用棉花沾鹽水做成的電極。基本上音響的音量開得愈大，輸出電流也愈大。音量小的時候，我什麼感覺都沒有。音量大一點，我感覺到痛。音量不大不小時，我可以從被電的感覺中獲得高潮。」

　　我兩眼瞪得老大。我實在是聽得有點傻眼。

　　「但這樣很危險，」他接著說，「我意識到萬一斷電，電

力可能瞬間飆高，而我可能因此受傷。不是沒有人這樣子死掉過。所以我在線上查到我可以買急救箱來用，就像是……欸你們是怎麼說的，那些可以治痛的機器……」

「你是說 TENS，經皮神經電刺激器（transcutaneous electrical nerve stimulator）？」

「對對，就是 TENS，好像六百美元就買得到，或者我自製只要二十塊錢。所以我決定自己動手做。我買齊了材料，組好了機器，結果還真的能用，而且很好用。」他暫停了一下。「但這時我真正的發現是，這機器可以編程。我可以為自己客製化套裝的流程，包括我可讓音樂跟自己的感受同步。」

「你說的套裝流程是什麼意思？」

「打手槍啊，吹簫啊，看你高興。然後我還發現不光是我可以自己編寫流程，我還可以上網下載其他人創造的現成曲目。有些人寫成了搭配色情影片的編程，好讓人可以看到哪感覺到哪……就像虛擬現實一樣。那種快感，當然一部分來自人的感官，但也來自於組機器，來自於對機器性能的期待，來自於不斷實驗修正，更來自與同好分享的快樂。」

他像是想起了什麼，露出了笑容，但也馬上就因為想到下面的情節而塌下了臉。看著他仔細端詳了一下我，我看得出來他是在評估我能不能接受。我做好了要接受衝擊的準備，點頭示意他繼續。

「可怕的這才要開始。你可以去聊天室看真人現場『自

娛』，不收費，但你可以隨喜買點代幣，像我看到精采的演出就會給個幾枚。我也會自拍上傳，但影片裡只有我的私處，其他部分完全沒有。這麼做一開始很好玩，讓陌生人看很好玩。但我也會內疚，我內疚的是這麼做會教壞別人，讓他們有上癮的可能。」

．．．．．．．．．．．．．．．．．

　　二〇一八年，我在一個男人駕卡車衝撞兩名青少年致死的案子中擔任醫學專家證人。遭控的司機在案發時是毒駕。作為訴訟流程的一部分，我跟文斯・達托警探有了些交流。他的身分是審判進行處加州普萊瑟郡的首席犯罪調查員。

　　出於對他工作性質的好奇，我向他請教了在過去二十年中，犯罪模式有沒有出現什麼樣的變化。結果他跟我分享了一個案子是六歲男童雞姦了自己四歲弟弟的悲劇。

　　「通常我們接到這類報案，」他說，「都是因為跟孩子有接觸的成年人在性虐待孩子，然後孩子才有樣學樣去虐待別的小孩，比方說自己的弟弟。但我們在深究了這個案子後，並沒有發現任何哥哥遭到性虐待的證據。他的雙親離異且每天幾乎都在工作，所以孩子們多少有點自生自滅，但警方並沒有查到性虐待的鐵證。

　　「這個案子最終暴露的真相是哥哥在網路上看卡通，結果不小心看到一些日本動畫的內容是各式各樣的性行為。原來哥

哥有他自己的 iPad，加上他基本上過的是放牛吃草的日子，所以在看了一堆亂七八糟的卡通後，他就決定要把弟弟當成實驗品，試試那些東西，那些我在二十多年警察生涯中都沒有見識過的東西。」

　　網路之所以會在強迫性過度消費上火上澆油，不光是因為它增加了我們與新舊毒品的接點，也是因為它會「帶壞我們」，把一些匪夷所思的想法植入我們的腦子裡。影片在網路上不光會「病毒式」暴紅，它們就是真正意義上，會進行人際傳染的一種病毒，不然你以為「迷因」（meme）或哏是怎麼誕生的。

　　人類是群居的社會性動物。透過網路看到其他人有某種行為，那些行為就會在我們眼裡變得「正常」，畢竟大家都在這麼做嘛。推特作為名嘴與總統老少咸宜的社群媒體平台，其英文名 twitter 實在是非常切題，因為在上頭發訊的我們就像是一群群鳥兒在嘰嘰喳喳。一有哪隻鳥拍動翅膀起飛，整群的我們就會一起升空。

· · · · · · · · · · · · · · · · ·

　　傑可布低頭看著雙手。他不敢與我四目相交。

　　「然後我在聊天室裡認識了一名女士。她喜歡騎在男人頭上。我帶她入門了電流刺激的世界，然後把遠距控制電流的權限交了出去──頻率、電量、脈衝結構都取決於她。她喜歡把

我帶到極限，然後讓我在邊界前徘徊流連。她這樣玩了十回給人看，也讓人評論。我們就這樣成了電交的朋友，我跟這名女士。她一向不想露臉，但我見過她一面，不過那純屬意外，她的鏡頭摔到了地上。」

「她年紀多大？」我問。

「四十幾吧，我猜啦……」

我想問她長怎樣，但隨即意會到那只是爲了滿足我的八卦慾望，不是治療所需，於是我斥退了內心的偷窺狂。

傑可布說：「我太太發現了這一切，說要跟我離婚，所以我答應她不會再這樣了。我在線上跟女士朋友說我不玩了。女士朋友氣炸了。我太太也氣炸了。我很氣自己，所以停了一陣子，可能有一個月吧。但之後我又開始了。只是這一次只有我跟我的機器，聊天室沒了。我沒老實跟太太說，但最後她還是發現了。她的治療師叫她離開我。所以我太太，她離開了我。她搬去了我們在西雅圖的房子，所以我現在是孤家寡人。」

搖著頭的他說：「事情從來不如我的想像，現實總是不如預期。我跟自己說下不爲例，我扔了親手毀掉的機器，但隔天凌晨四點，我又去垃圾堆把東西撿了回來，把機器又組了回去。」

傑可布可憐兮兮地看著我，像是在求什麼。「我想要喊停，我眞的想。我不想到死都還是個自慰狂。」

我不確定該怎麼跟他說。我腦海中的畫面是他藉由私處

連上網路，而網路另一邊是滿聊天室的陌生觀眾。我感覺到恐怖、憐憫，外加一種模模糊糊跟令人惶惶不安，彷彿我也可能變成他的感受。

．．．．．．．．．．．．．．．．．．

　　我們跟傑可布並沒有什麼不同，**我們都暴露在把自己挑逗到死的風險之中**。

　　全球有百分之七十的人死於可調整的行為風險因子中，如抽菸、不運動、飲食不健康等都屬於這類「人禍」。分開來看，在全球死亡風險因子中名列前茅者包括高血壓（百分之十三）、抽菸（百分之九）、高血糖（百分之六）、不運動（百分之六），還有肥胖（百分之五）。[21] 二〇一三年，全球估計有二十一億個成年人超重，對照一九八〇年才八點五七億人。扣除撒哈拉沙漠以南的非洲跟亞洲部分區域，全球如今幾乎都是

21　Shanthi Mendis, Tim Armstrong, Douglas Bettcher, Francesco Branca, Jeremy Lauer, Cecile Mace, Vladimir Poznyak, Leanne Riley, Vera da Costa e Silva, and Gretchen Stevens, *Global Status Report on Noncommunicable Diseases 2014* (World Health Organization, 2014), https://apps.who.int/iris/bitstream/handle/10665/148114/9789241564854_eng.pdf.

胖子比瘦子多的狀態。[22]

　　目前全世界的成癮率都呈現上升的趨勢。全球目前歸到酒精或毒品成癮身上的疾病負擔是百分之一點五，如果光算美國則是逾百分之五，而且這些資料已經排除了吸菸的影響。各國最盛行的成癮物質不盡相同，像在美國是以毒品為大宗，在俄羅斯與東歐國家則是酗酒掛頭牌。

　　全球死於成癮問題的人數在一九九〇與二〇一七年間呈現不分年齡層的增長態勢，其中過半的死者還不及五十歲。[23]

　　窮困與低教育程度者，特別是那些生活在富國當中的窮人與弱勢，是最容易染上強迫性過度消費的高危險群。他們輕易就能接觸到划算、強效、新奇的毒品，同時又經常無緣於有意義的工作、安全的居家環境、有品質的教育、可負擔的醫療，還有由法律保證的種族與階級平等。這種種因素的結合，都使得這個族群暴露在高度的成癮危險中。

　　普林斯頓大學的經濟學家安・凱思（Anne Case）與安格斯・迪頓（Angus Deaton）發現美國無大學學歷的中年白人要

22　Marie Ng, Tom Fleming, Margaret Robinson, Blake Thomson, Nicholas Graetz, Christopher Margono, Erin C Mullany, et al., "Global, Regional, and National Prevalence of Overweight and Obesity in Children and Adults during 1980–2013: A Systematic Analysis for the Global Burden of Disease Study 2013," *Lancet* 384, no. 9945 (August 2014): 766–81, https://doi.org/10.1016/S0140-6736(14)60460-8.

23　Hannah Ritchie and Max Roser, "Drug Use," Our World in Data, December 2019, https://ourworldindata.org/drug-use.

死得比他們的父母、祖父母、曾祖父母都早,且這群人的前三大死因是吸毒過量、與酗酒相關的肝病、自殺。凱思與迪頓給這個現象取了一個很貼切的名字叫「絕望死」(deaths of despair)。[24]

我們的強迫性過度消費不僅可能造成我們自身的敗亡,還可能造成我們整個行星的衰亡。這個世界的自然資源正快速減少中。[25] 經濟學家估計從現在到二〇四〇年,全球的自然資本(土地、森林、漁場與燃料)將在高所得國家中減少百分之二十一,在中低所得國家中減少百分之十七。在此同時,碳排放將在高所得國家中增加百分之七,在其餘國家增加百分之四十四。

我們正在吞噬的,是自己。

24　Anne Case and Angus Deaton, *Deaths of Despair and the Future of Capitalism* (Princeton, NJ: Princeton University Press, 2020), https://doi. org/10.2307/j.ctvpr7rb2.

25　"Capital Pains," *Economist*, July 18, 2020. 原始資料來源見:https://www. unenvironment.org/resources/report/inclusive-wealth-report-2018, and https://www.sciencedirect.com/science/article/pii/S0306261919305215.

第二章

逃離痛苦

　　我認識大衛是在二〇一八年。他的外貌並不起眼：白人、中等身材、棕色頭髮。他渾身散發著的那種不確定的氣質，使他看上去比病歷上寫的三十五歲年輕。我不禁心想：他待不久的，他會來看診一兩次，然後再也不出現。

　　但他讓我學到了一件事情，那就是我的預想能力並不可靠。我曾面談過我確信自己可以幫得了的病患，但事實證明對方的狀況比我想的棘手。相反地，也有我覺得沒救了的病患展現出驚人的韌性。由此，如今不論看到什麼樣的病人，我都會叫那股懷疑的聲音閉嘴，並告訴自己不論是誰，都有康復的機會。

　　「是什麼風把你吹來的。」我說。

　　大衛的問題始於大學期間，但更準確地說是始於他走進學生心理健康中心的那一天。當時他還是紐約上州一個二十歲的大二學生，他來求助的原因是焦慮症跟欠佳的在校表現。

　　觸發他焦慮的，是得跟陌生人互動，或是跟任何他不夠熟的人互動。遇到這種狀況他的臉會變紅，胸部與背部會濕透，思緒會糊成一團。他會逃避所有得在人前講話的課程。他兩度退掉了必修的演講與溝通討論課學分，最終是去社區大學修了同等效力的課程才滿足畢業條件。

　　「你在怕的是什麼？」我問。

　　「我怕失敗。我怕被人發現我什麼都不懂。我怕開口求助。」

在經過四十五分鐘的面談跟不到五分鐘的紙筆測試後，大衛被確診爲注意力缺失症（Attention Deficit Disorder，ADD；譯注：類似注意力缺乏過動症〔ADHD〕但少了過動的部分）與廣泛型焦慮症（Generalized Anxiety Disorder，GAD）。實施測試的心理專家建議他後續請精神科醫師開立抗焦慮藥物跟照大衛所說，「用來改善 ADD 的興奮劑」。他沒有被建議進行心理治療或其他非藥物性的行爲改變療程。

大衛按指示去看了精神科醫師，結果醫師開給他的藥是帕羅西汀（Paxil），一種適應症爲憂鬱與焦慮症的選擇性血清素再吸收抑制劑，還有阿德拉（Adderall），一種針對 ADD 發揮作用的興奮劑。

「結果怎麼樣——我是說那些藥吃了有用嗎？」

「帕羅西汀一開始對焦慮有點用。我冒汗的狀況比起最嚴重的時候，有稍微被壓下來，但畢竟那不是治本之道。我後來從資訊工程轉系，改爲主修資訊科學。我這麼做是覺得後者較不需要與人互動，所以對我的狀況會有幫助。

「但怯於開口的我在一次考試時不敢說我不知道有這場考試，導致那次考試沒過，接著有一就有二，導致我不得不輟學一學期，免得我的平均成績受到太大的衝擊。最終我徹底轉出了工程學院，而這真的讓我很難過，因爲我是真心喜歡工程，真心想從事相關的工作。我改成主修歷史；歷史系的班級規模比較小，才二十個人，我自閉一點也不會怎樣。我可以把俗稱

『藍皮書』的考試本拿回家慢慢寫。」

「那阿德拉呢？」我問。

「我每天早上去上課前的第一件事，就是服用十毫克的阿德拉，吃下去我就能獲得深度的專注力。但回頭來看，我覺得我只是念書的習慣差，而阿德拉可以幫助補足這一點，但這藥也同時讓我變得更會拖。遇到有我還沒念完的考試時，我就會從早到晚靠阿德拉抱一整天的佛腳。久而久之，我變得不能沒有阿德拉，而且用量還愈來愈大。」

「你藥的來源會成問題嗎？」

「還好，」他說，「我會記好何時可以領藥，然後我會早幾天打電話給精神科醫師。不會差太多，頂多提早一兩天，免得他們起疑。其實我早在大概十天前……藥就見底了，而如果我早個兩天打電話過去，他們就會立刻讓我領藥。我還發現俗稱 PA 的醫師助理會比較好講話，他們比較不會像醫生本人那樣問東問西，給起藥來比較阿莎力。有時候我會掰些理由，像是說郵購藥局出了些問題，但大部分時候我開口他們就會給我。」

「聽起來吃藥對你並不是真的有幫助。」

大衛頓了一下。「後來我吃藥就是圖個舒服。不想痛，吃藥最快。」

．．．．．．．．．．．．．．．．．．

　　二〇一六年，我在史丹佛的學生心理健康門診對其教職員做了一場以毒品與酒精問題為題的簡報。那之前我已經幾個月沒去校園的那一隅了。我提早到了現場，而就在於前廳等待跟承辦人碰頭時，我注意到供人任取的手冊擺了一整面牆。

　　那些手冊共分四種，每一種的標題上都有「幸福」穿插其中：「幸福的習慣」、「睡出來的幸福」、「幸福就在不遠處」、「七天讓自己更幸福」。翻開這些手冊，裡面會教你達成幸福的各種辦法：「列出五十種讓你快樂的事情」、「看著鏡子裡的自己，在日記裡列出你覺得自己好的地方」，還有「創造正向情緒的串流」。

　　在這當中，或許最讓人有所感的是：「把幸福策略的時機與種類調整到最適當。策略使用的時間與頻率都要刻意安排。關於行善：自行進行實驗來判斷一日多次或每天一次對你效果更好。」

　　這些手冊凸顯了對個人幸福的追求已經成了現代人的「國民銘言」，把「好日子」的其他定義都擠到了一邊。甚至連行善之事都被收編成了追求幸福的一種策略。利他不再是純粹的利他，而是已經成為我們追求自身福祉的工具。

　　上世紀中的心理學家兼哲學家菲利浦‧瑞夫（Philip Rieff）預見了此一趨勢，並在他所著的《治療的勝利：信仰在佛洛伊德之後的運用》（暫譯，原書名 *The Triumph of the Therapeutic: Uses of Faith After Freud*）中寫道：「信仰宗教

之人生來就是要被拯救；信仰心理治療之人生來就是要被取悅。」[26]

慫恿我們去追求幸福的訊息不只出自心理學的範疇。現代宗教也倡導著一種以自我意識、自我表達與自我實現為至善的神學。

在《壞宗教》（暫譯，原書名 *Bad Religion*）一書中，作家兼宗教學者羅斯・杜薩特（Ross Douthat）形容，我們所謂「神不假外求」的新世紀神學是：「一種既跨國又撫慰的信仰，承諾了所有異域風情的愉悅……卻無任何痛苦……一種神祕的多神信仰，當中的神與其說是個人，更像是一種體驗……勸人為善的說法在那些主張『神不假外求』的文獻中的篇幅之少，一定會讓你感到吃驚。確實文獻中有反覆呼籲人心懷『悲憫』與『善念』，但面對困境究竟該如何面對的指引卻少之又少。僅有的一點點指引也不過就是『感覺好就去做』之流的說法。」[27]

我的病患凱文在二〇一八年他十九歲之時，被爸媽帶著來跟我見了面。爸媽擔心的是：這孩子不上學、不好好工作，也不遵守任何家規。

凱文的雙親跟我們一樣是不完美的凡人，但他們確實很

---

26 Philip Rieff, *The Triumph of the Therapeutic: Uses of Faith after Freud* (New York: Harper and Row, 1966).

27 Ross Douthat, *Bad Religion: How We Became a Nation of Heretics* (New York: Free Press, 2013).

努力想幫助凱文。沒有證據顯示他們虐待或忽視了凱文，問題是他們似乎無法對他有任何約束。他們擔心自己若對凱文有任何要求，都會「讓他壓力太大」或「讓他留下創傷」。

　　擔心孩子的內心脆弱，本質上是一種現代的概念。孩子在古時候是被當成小大人看待，從出生就沒有蜜月期。對大多數西方文明而言，孩子都是一種具有邪惡本質的存在。所以說在過往，家長或照顧者的任務是勤教嚴管來讓他們社會化到足以在世上存活。體罰與恐嚇都是完全可以接受的策略，只要孩子能因此循規蹈矩就行。但這當然已經是過去式了。

　　時至今日，我見過的許多家長都很怕孩子會因為自己的一個動作或一句話而留下情緒傷疤，更怕這些傷疤導致他們長大後有情緒問題或甚至心理疾病。至少有類似觀念的爸媽都會這麼想。

　　這種觀念可以回溯至佛洛伊德，其劃時代的心理分析主張是童年早期的經驗，包括那些早就被遺忘或處於意識範疇之外的經驗，都可能造成永久性的心理傷害。只可惜，佛洛伊德這種兒時創傷會導致成年後心理病態的見解已經變質成另外一種信念，那就是每一段考驗過我們的體驗都可能在替我們預約心理治療的門診。

　　我們想把孩子跟負面心理經驗隔離開來的努力，不只發生在家裡，也可見於學校中。在小學階段，每個孩子都能收到「每週之星」的褒獎──不光是因為表現好，而是會依名字的

順序照輪。孩子受到的教育都是要去注意惡霸的存在，這樣他們才能在人被欺負時挺身而出而不致做壁上觀。在大學階段，師生間會討論關於「觸發警告」(譯注：可能冒犯到特定族群的言行)與「安全空間」(譯注：特定族群可以不用擔心被騷擾的空間) 等話題。

家庭教育與學校教育都注意到發展心理學跟同理心的重要性，絕對是一種正向的發展。我們確實應該承認每個人的價值無關乎其成就，也確實應該遏止校園內外的身心暴力，更應該創造出安全空間去供人思索、學習跟討論。

但我擔心的是我們這種「潔癖」會過度妖魔化了童年，結果就是我們會把孩子養在四周都是軟墊的房間裡，如此他們固然不會受傷，但也被剝奪了在受傷中適應現實世界的機會。

在保護孩子不受到挫折傷害的過程中，我們是否也徹底剝奪了他們去面對這些挑戰的勇氣？用虛假的讚美跟不用擔心現實後果的生活去強化他們的自尊，我們是否會養出一群不懂得遷就，也看不見自身缺陷的王子跟公主？樣樣配合他們的需求，我們是不是在培養紈褲子弟的新軍？

凱文在某次面談時跟我分享了他的生活哲學。我必須承認我被他嚇到了。

「我想幹麼就幹麼，想什麼時候幹麼就什麼時候幹麼。我想賴床就賴床，想打電動就打電動，想用古柯鹼擺出一條白線來吸，我就傳訊息給我的藥頭，他就會親自把東西宅配給我。

想做愛，我就上網約砲。」

「那這種生活你過得滿意嗎，凱文？」我問。

「不大滿意。」他一瞬間露出了愧意。

像大衛與凱文這種養尊處優的病人，這三十年來在我診間出現得愈來愈多，他們有雄厚的家庭背景、受過高等教育、要錢有錢，健康狀況也不錯——但這些優渥的條件並不妨礙他們在焦慮、憂鬱與肉體的痛苦中凋萎。他們不僅發揮不出自己的潛能，甚至連早上要起床都十分掙扎。

・・・・・・・・・・・・・・・・・

人類的醫學，也同樣受我們對無痛世界的追尋所影響，發生了質變。

在一九〇〇年代（譯注：二十世紀的頭十年）之前，醫師的觀念是一定程度內的痛覺是健康的。[28] 一八〇〇年代，首屈一指的醫師並不太願意在外科手術時進行病患的全身麻醉，因為他們認為些許的痛覺在能強化免疫與心血管反應之餘，還可以促進傷口復原。雖然據我所知並沒有證據指向痛覺真的可以加速組織修復，但確實有愈來愈多證據顯示在手術中服用鴉片類

28　Maricia L. Meldrum, "A Capsule History of Pain Management," *JAMA*
　　290, no. 18 (2003): 2470–75, https://doi.org/10.1001/jama.290.18.2470.

藥物會延緩傷口復原。[29]

　知名的十七世紀醫師湯瑪斯‧席登漢（Thomas Sydenham）對於痛是這麼說的：「我力求利用每一分……計算過的努力，全心去抑制極度危險的痛楚與發炎。但毫無疑問地，四肢所感覺到適度的痛苦與發炎是自然的工具，她使用這工具自有其睿智的深意。」[30]

　相對之下，現代的醫生則受到期待要與大小痛覺不共戴天，否則他們就不夠格當個悲天憫人的療癒者。痛覺不論其形式，都被認為是危險的存在，而這不光是因為痛讓人不舒服，還是因為痛被認為會在激發大腦之後，留下一個永遠無法癒合的神經傷口，由此日後的痛將後患無窮。

　以痛覺為中心的模式轉移，促成了「圖一個爽」的處方藥物被大量開出。[31] 時至今日，每四個美國成人就有超過一

29　Victoria K. Shanmugam, Kara S. Couch, Sean McNish, and Richard L. Amdur, "Relationship between Opioid Treatment and Rate of Healing in Chronic Wounds," *Wound Repair and Regeneration* 25, no. 1 (2017): 120–30, https://doi.org/10.1111/wrr.12496.

30　Thomas Sydenham, "A Treatise of the Gout and Dropsy," in *The Works of Thomas Sydenham, M.D., on Acute and Chronic Diseases* (London, 1783), 254, https://books.google.com/books?id=iSxsAAAAMAAJ&printsec=frontcover&source=gbs_ge_summary_r&cad=0#v=onepage&q&f=false.

31　Substance Abuse and Mental Health Services Administration, U.S. Department of Health and Human Services, "Behavioral Health, United States, 2012," HHS Publication No. (SMA) 13-4797, 2013, http://www.samhsa.gov/data/sites/default/files/2012-BHUS.pdf.

個——每二十個美國兒童也有不只一個——會每天服用精神藥
物。[32]

　　抗憂鬱藥如帕羅西汀、百憂解（Prozac）與喜普妙（Celexa）
的服用量在世界各國都穩定上升[33]，其中又以美國獨占鰲頭，
每千人裡有一百一十人服用抗憂鬱藥，排名其後的是冰島
（一百零六人）、澳洲（八十九人）、加拿大（八十六人）、丹麥
（八十五人）、瑞典（七十九人）、葡萄牙（七十八人）。在有調
查的二十五個國家當中，排名最後的南韓僅每千人中有十三人
服用抗憂鬱藥。

　　德國抗憂鬱藥的普及程度在短短四年中上升百分之
四十六，同期在西班牙與葡萄牙的增長率則都有兩成。雖然缺
少其他亞洲國家含中國在內的資料，但我們可以根據銷售走勢
合理推測其用量也是有增無減。在中國，抗憂鬱藥的市場規模
在二〇一一年達到二十六點一億美元，較前一年上升百分之
十九點五。

　　從二〇〇六到二〇一六年，興奮劑（阿德拉、利他能

32　Bruce S. Jonas, Qiuping Gu, and Juan R. Albertorio-Diaz, "Psychotropic Medication Use among Adolescents: United States, 2005–2010," *NCHS Data Brief*, no. 135 (December 2013): 1–8.

33　OECD, "OECD Health Statistics," July 2020, http://www.oecd.org/els/health-systems/health-data.htm. Laura A. Pratt, Debra J. Brody, Quiping Gu, "Antidepressant Use in Persons Aged 12 and Over: United States, 2005-2008," *NCHS Data Brief No. 76*, October 2011, https://www.cdc.gov/nchs/products/databriefs/db76.htm.

〔Ritalin〕）的處方箋在美國增加了一倍，包含五歲以下的小孩也有這種情況。[34] 二○一一年，確診注意力缺失的美國兒童有三分之二被開立了興奮劑的處方箋。

鎮靜劑如苯二氮平類（贊安諾、克洛諾平〔Klonopin〕、煩寧〔Valium〕）等處方藥也有成癮性且用量穩定上升[35]，而這或許是為了抵銷我們吃下的那麼多興奮劑。從一九九六到二○一三年，美國成年人用處方箋領苯二氮平類鎮靜劑的人數從八百一十萬人增加了百分之六十七，達到一千三百五十萬人。

二○一二年，美國開出的鴉片類處方藥多到每個美國人都可以分到一瓶，因為劑量過度而死在鴉片類藥品手中的美國人比被槍打死或開車撞死的都多。

所以大衛直覺覺得他應該用藥丸來麻木自己，有什麼好奇怪的嗎？

．．．．．．．．．．．．．．．．．．

34　Brian J. Piper, Christy L. Ogden, Olapeju M. Simoyan, Daniel Y. Chung, James F. Caggiano, Stephanie D. Nichols, and Kenneth L. McCall, "Trends in Use of Prescription Stimulants in the United States and Territories, 2006 to 2016," *PLOS ONE* 13, no. 11 (2018), https://doi.org/10.1371/journal.pone.0206100.

35　Marcus A. Bachhuber, Sean Hennessy, Chinazo O. Cunningham, and Joanna L. Starrels, "Increasing Benzodiazepine Prescriptions and Overdose Mortality in the United States, 1996–2013," *American Journal of Public Health* 106, no. 4 (2016):686–88, https://doi.org/10.2105/AJPH.2016.303061.

　　就算不提逃離痛苦的極端案例，我們也已經失去了對輕微不適的耐受力。我們無時無刻不需要分散注意力，娛樂哪怕一秒鐘都不能停。

　　如赫胥黎在《再訪美麗新世界》中寫道：「巨型大眾傳播媒體產業的發展，其主要關心的既不是對，亦不是錯，而是非真，是或多或少的與現實無涉……其所沒有考慮到的，是人幾乎像無底洞一樣，對消遣的無盡渴求。」[36]

　　類似的論點，也出現在尼爾‧波茲曼在一九八〇年代的經典之作《娛樂至死》裡，主要是作者在當中寫道：「美國人已經不再對談了，他們在做的事情是相互娛樂。他們不交流想法，他們只交換意象。他們不用立場或主張相互辯論，他們用來爭辯的工具成了美貌、名人與廣告。」[37]

　　我的一個病人蘇菲是來自韓國的史丹佛大學部學生，她來求診是為了憂鬱與焦慮症。我們聊到許多事情，其中她告訴我她但凡醒著，都幾乎片刻不離某種電子裝置：她不是在刷IG，就是在看 YouTube，再不然就是在聽 podcast 或自選的歌單。

　　在面談中我建議她什麼都別聽，就這樣走路去上學，單

36　Aldous Huxley, *Brave New World Revisited* (New York: HarperCollins, 2004).

37　Neil Postman, *Amusing Ourselves to Death: Public Discourse in the Age of Show Business* (New York: Penguin Books, 1986).

純讓她的想法像泡泡一樣浮到表面。

她不可置信地看著我，感覺很是害怕。

「我為什麼要做這種事？」她一邊這麼問，一邊嘴巴已經闔不起來。

「這個嘛，」我一不做二不休地說，「這是為了讓妳熟悉自己，為了讓妳不去干預或逃避，放手讓妳的體驗得以開展。妳老是用各種電子裝置來讓自己分心，或許就是造成妳憂鬱與焦慮的原因。無時無刻不在逃避自己，是很累人的事情。我在想要是妳能換個方式來體驗自己，說不定妳就能接觸到新的想法與感受，也說不定妳就能因此感覺跟自己、跟旁人、跟世界都更有連結。」

她思考了一會兒。「但那樣很無聊耶，」她說。

「嗯，是很無聊，」我說，「但無聊並不光是無聊。無聊還可以很嚇人。所以它會逼著我們去跟意義與目的等大問題面對面。無聊也提供了我們機會去發現事情，去發明事情。它能創造出必要的空間供新想法成形，須知少了新的想法，我們就會永無止境地對周邊的刺激產生反動，而沒有辦法讓自身進入我們活過的經驗裡。」

蘇菲利用隔週實驗了什麼都不聽，就這樣乾乾地走路去上課。

「一開始我覺得很難，」她說。「但慢慢的我不只習慣了，我甚至還有點喜歡這樣。我開始在眼裡看得到樹木了。」

是欠缺自我照護還是心理疾病？

再回來談照他自己的說法，「二十四小時在吃阿德拉」的大衛。二〇〇五年大學畢業後，他搬回爸媽家裡。他有了想上法學院的想法，為此去考了 LSAT，而且分數還不差，但等到要申請學校的時候，他又不想了。

「我大部分時間都坐在沙發上累積怒氣跟恨意：我氣憤的是我自己，是這個世界。」

「你氣的點是什麼？」

「我感覺自己浪費了大學教育。我沒念到自己真正想學的東西。我女朋友還在學校裡……順風順水的，念著碩士。而我卻只是像個廢人一樣，在家臚打滾。」

大衛的女友畢業後，在加州的帕羅奧托找到了工作。大衛跟著她去了那兒，並在二〇〇八年跟她結了婚。大衛在家科技新創公司謀得了差事，更棒的是那兒有很多年輕、優秀的工程師不吝與他分享很多事情。

他重拾了寫程式的興致，並把在大學想學但受不了教室裡都是人而沒學到的東西補了起來。他被拔擢為軟體開發工程師，並開始每天工作十五個小時，閒暇時跑步的距離達到每週三十英里。

「但為了讓這樣的生活過得下去，」他說，「我開始增加了阿德拉的用量，從只有早上吃變成一整天都會吃。我的作息

變成早上醒來先吞阿德拉，下班回到家吃晚餐，再服下一些阿
德拉。當個藥罐成了我的新日常。我同時還猛灌起咖啡因。然
後搞到三更半夜還睡不著，這時我又開始想說，**挖咧，這下子
怎麼辦？**於是我跑回去看精神科，用三寸不爛之舌說服醫生開
安必恩（Ambien：譯注：在台灣叫使蒂諾斯或史蒂諾斯，其主要成分
是佐沛眠〔zolpidem〕）給我。我假裝自己不知道安必恩是什麼
東西，但其實我媽吃這種藥也很久了，我兩個叔叔也是。此外
我還說動了她開少量的抗焦慮藥安定文（Ativan）給我在上台
簡報前吃。從二〇〇八到二〇一八年，我每天要服用三十毫克
的阿德拉、五十毫克的安必恩，還有三到六毫克的安定文。我
告訴自己我有焦慮症跟注意力不足過動症（ADHD），我需要
這些藥才能正常度日。」

　　大衛將他的疲憊與不專心歸咎於某種心理疾病，而不是
睡眠不足或刺激過度。他採用這種邏輯是為了讓服藥變得合
理。這些年來我見過許多病人都處於類似的弔詭行徑中：他們
用藥──處方藥或成藥都有──來彌補基本的生活自律，接著
將用藥造成的後果歸咎於心理疾病，最後再倒果為因地以此來
合理化用藥量的增加。在這套邏輯下，毒藥變身成了補藥。

　　「所以你不能沒有各種維他命 A：阿德拉、安必恩、安定
文。」我拿這些藥的字首都是 A 開了個玩笑。

　　他笑道：「妳這麼說也對。」

　　「你太太或是誰知道你的狀況嗎？」

「不，沒有人知道。我太太完全被蒙在鼓裡。有時候安必恩吃完了我會喝酒，阿德拉吃太多則會暴怒，會對她大吼大叫，但除此之外我應該隱藏得不錯。」

「所以後來怎麼了？」

「我受夠了。我厭倦了日夜不斷在興奮劑與安眠藥之間起起伏伏。我開始考慮了斷自己的生命。我覺得一了百了我會比較輕鬆，我身邊的人也會比較輕鬆。但我太太剛好在此時懷孕，所以我知道我需要做點改變。我跟她說我需要人拉我一把，並請她帶我去醫院。」

「她的反應是？」

「她帶我去了急診，然後真相大白讓她十分震驚。」

「什麼真相？」

「藥丸。我在吃的各種藥丸。我存了一大堆。還有我是如何一直在隱瞞事實。」

大衛被安排住進了精神科的病房，並被確診為興奮劑與鎮靜劑成癮。他一直在醫院待到阿德拉、安必恩與安定文的戒斷現象都沒了，人也沒有自殺傾向了才出院。前後一共兩個星期，他才回到太太懷著身孕的家中。

• • • • • • • • • • • • • • • • •

我們沒有人不在逃避痛苦，差別只在於有些人靠吃藥，有些人靠在沙發上看 Netflix 看個不停，有些人靠閱讀言情小

說。只要能讓自己忘記自己，我們可以無所不用其極。惟我們
愈是拚了命想把自己隔離起來，那些痛苦就反而變得愈痛。

參考排名了一百五十六國公民主觀快樂程度的《全球幸
福報告》，我們會看到美國居民在二〇一八年回報的快樂程度
要低於二〇〇八年，而其他在富裕程度、社會支持與平均壽命
均與美國類似的國家，包含比利時、加拿大、丹麥、法國、
日本、紐西蘭與義大利，也都呈現出自評幸福分數減退的趨
勢。[38]

學者訪問了二十六國近十五萬人來研究廣泛型焦慮症的
普及程度，結果他們發現被定義為「煩惱過度、失控且對生活
產生負面影響」的廣泛型焦慮症在富國更常見。換句話說，比
起窮國，學者發現富國民眾罹患焦慮的比率較高。[39] 研究作者
在論文中是這麼寫的：「該病症在高所得國家中的普及率與殺
傷力都要顯著高於在中低所得國家中觀察到的情形。」

放眼全球，憂鬱症的新增病例在一九九〇到二〇一七年
間增加了百分之五十，其中增長最多的地區也正好是「社會人

38　John F. Helliwell, Haifang Huang, and Shun Wang, "Chapter 2—Changing World Happiness," *World Happiness Report* 2019, March 20, 2019, 10–46.

39　Ayelet Meron Ruscio, Lauren S. Hallion, Carmen C. W. Lim, Sergio Aguilar-Gaxiola, Ali Al-Hamzawi, Jordi Alonso, Laura Helena Andrade, et al., "Cross-Sectional Comparison of the Epidemiology of *DSM-5* Generalized Anxiety Disorder across the Globe," *JAMA Psychiatry* 74, no. 5 (2017): 465–75, https://doi.org/10.1001/jamapsychiatry.2017.0056.

口指數」（Socio-demographic Index；^{譯注：爲所得指標}）最高的
地區，尤其是北美。[40]

生理疼痛也同樣在增加中。[41] 在我的職業生涯中，我見過
不少病人——包括身體沒啥毛病的年輕人——喊著全身痛，但
卻檢查不出任何具體的疾病或組織傷口。莫名其妙的疼痛症狀
不論就其案例數與種類而言，都只增不減：複雜性局部疼痛症
候群、纖維肌痛、間質性膀胱炎、肌筋膜疼痛症候群、骨盆疼
痛症候群等都是無解疼痛家族的新血。

曾有學者問起全球三十個國家的受訪者一個問題——
「在過去四個禮拜中，你感覺到身體大小疼痛的頻率有多高？
從未、鮮少、偶爾、經常，還是很常？」——結果他們發現美
國人回報的狀況比其他國家都來得嚴重。

百分之三十四的美國居民說他們「經常」或「很常」感
覺到痛，相較之下中國居民這麼說的比例只有百分之十九，日
本居民是百分之十八，瑞士居民的比例是百分之十三，南非居

40　Qingqing Liu, Hairong He, Jin Yang, Xiaojie Feng, Fanfan Zhao, and
　　Jun Lyu, "Changes in the Global Burden of Depression from 1990 to
　　2017: Findings from the Global Burden of Disease Study," *Journal of
　　Psychiatric Research* 126 (June 2019): 134–40, https://doi.org/10.1016/
　　j.jpsychires.2019.08.002.

41　David G. Blanchflower and Andrew J. Oswald, "Unhappiness and Pain
　　in Modern America: A Review Essay, and Further Evidence, on Carol
　　Graham's Happiness for All?" IZA Institute of Labor Economics discussion
　　paper, November 2017.

民的比例只有百分之十一。

　　問題是：為什麼在一個人類富裕、自由、技術先進與醫學發展都達到空前的年代，我們會一副快樂不比從前而痛苦與日俱增的模樣？[42]

　　我們之所以會成為悲慘的一群，或許正是因為我們背對著各種悲慘在拚了命逃離。

42　Robert William Fogel, *The Fourth Great Awakening and the Future of Egalitarianism* (Chicago: University of Chicago Press, 2000).

第三章

爽與痛的平衡

　　神經科學上的進步在過去的五十到一百年間，包含在生物化學上、在造影技術上，還有在新興之計算生物學上的發展，都讓我們對大腦的獎勵機轉有了更多了解。隨著對統轄痛苦與愉悅之機制有了更多掌握，我們對「爽過頭」為何跟如何導致痛也獲致了新的見解。

多巴胺

　　大腦中主要發揮功能的細胞叫做神經元。神經元是透過電子訊號與神經傳導物質在叫做突觸的地方進行溝通。

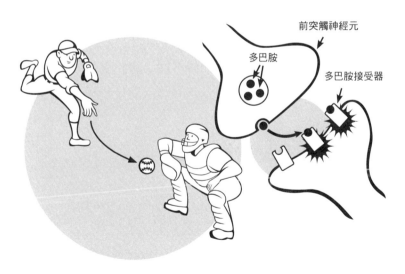

【圖 2】 神經傳導物質

　　如果神經傳導物質是棒球，那投手就是突觸前神經元，而捕手就是突觸後神經元，而這對投捕搭檔之間的空間就叫做突觸間隙。就像棒球會由投手丟給捕手，神經傳導物質也會橋接起神經元之間的距離，由此你可以將神經傳導物質想成是在大腦裡調節電子訊號的郵差。說起重要的神經傳導物質，種類有很多，但我們先來專門談多巴胺。

　　多巴胺首度被確認為人腦中的神經傳導物質，是在一九五七年，而完成此壯舉的是兩位獨立運作的科學家，一位是帶著團隊在瑞典隆德做研究的阿維德・卡爾森（Arvid Carlsson），另一位則是駐於倫敦郊外的凱瑟琳・蒙塔古（Kathleen Montagu）。[43] 卡爾森後來榮獲了生理學或醫學部門的諾貝爾獎。

　　多巴胺並非唯一參與獎勵流程的神經傳導物質，但神經科學家大都同意它是裡面最重要的一個。說起讓人產生想獲得獎勵的動機，多巴胺所扮演的角色甚至可能比獎勵本身的快感更大。也就是說「喜不喜歡」已經不是重點，重點是「想不想要」。[44] 白老鼠在基因改造過而製造不出多巴胺之後，牠們就

43　Kathleen A. Montagu, "Catechol Compounds in Rat Tissues and in Brains of Different Animals," *Nature* 180 (1957): 244–45, https://doi.org/10.1038/180244a0.

44　Bryon Adinoff, "Neurobiologic Processes in Drug Reward and Addiction," *Harvard Review of Psychiatry* 12, no. 6 (2004): 305–20, https://doi.org/10.1080/10673220490910844.

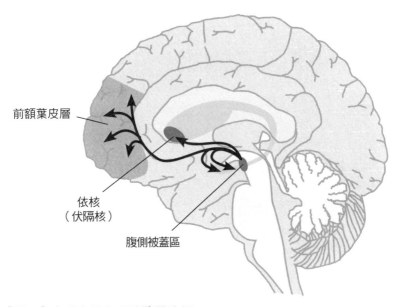

前額葉皮層

依核
（伏隔核）

腹側被蓋區

【圖3】大腦中的多巴胺獎勵路徑

不再覓食了，此時即便你把食物放在老鼠嘴巴僅僅幾英寸的地方，牠們照樣餓死給你看。[45] 但如果你把食物直接餵到牠們嘴裡，牠們又可以吃得津津有味。

雖然動機與愉悅之間有什麼區別存在著爭議，但總歸多巴胺是被用來當成指標，而其測量的正是各種行為或藥物的成癮潛力。一種藥物能讓大腦的獎勵路徑（將腹側被蓋區、依核

[45] Qun Yong Zhou and Richard D. Palmiter, "Dopamine-Deficient Mice Are Severely Hypoactive, Adipsic, and Aphagic," *Cell* 83, no. 7 (1995): 1197–1209, https://doi.org/10.1016/0092-8674(95)90145-0.

〔伏隔核〕與前額葉皮層連起來的腦迴路〕釋放出的多巴胺愈多，釋放的速度愈快，這種藥的成癮性就愈強。

高多巴胺物質並非真的照字面意義地含有大量多巴胺，而是說它們會觸發我們腦部的獎勵路徑釋放出大量多巴胺。

對在箱子裡的老鼠而言，巧克力可以增加多巴胺在大腦基底核的分泌量達百分之五十五 [46]，性行為可以增加多巴胺分泌量百分之百 [47]，尼古丁百分之一百五十 [48]，古柯鹼百分之二百二十五。至於安非他命作為坊間常見「快速丸」（speed）、「冰塊」（ice）、「沙霧」（shabu）等毒品，跟阿德拉等注意力不足症用藥的主要有效成分，則可以增加多巴胺分泌量達百分之一千。也就是說純看數據，吸一口安非他命勝過你高潮十遍。

46　Valentina Bassareo and Gaetano Di Chiara, "Modulation of Feeding-Induced Activation of Mesolimbic Dopamine Transmission by Appetitive Stimuli and Its Relation to Motivational State," *European Journal of Neuroscience* 11, no. 12 (1999): 4389–97, https://doi.org/10.1046/j.1460-9568.1999.00843.x.

47　Dennis F. Fiorino, Ariane Coury, and Anthony G. Phillips, "Dynamic Changes in Nucleus Accumbens Dopamine Efflux during the Coolidge Effect in Male Rats," *Journal of Neuroscience* 17, no. 12 (1997): 4849–55, https://doi.org/10.1523/jneurosci.17-12-04849.1997.

48　Gaetano Di Chiara and Assunta Imperato, "Drugs Abused by Humans Preferentially Increase Synaptic Dopamine Concentrations in the Mesolimbic System of Freely Moving Rats," *Proceedings of the National Academy of Sciences of the United States of America* 85, no. 14 (1988): 5274–78, https://doi.org/10.1073/pnas.85.14.5274.

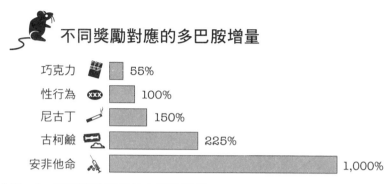

不同獎勵對應的多巴胺增量

巧克力 55%

性行為 100%

尼古丁 150%

古柯鹼 225%

安非他命 1,000%

【圖4】 不同獎勵對應的多巴胺增量

愉悅跟痛苦共用一個主場

除了多巴胺的發現以外,神經科學家還得出另外一項結論,那就是愉悅與痛覺的處理現場在大腦中有重疊的地方,且這兩者知覺的運作是透過一種拮抗機制,用白話講就是爽與痛存在此消彼長的關係。[49]

想像人腦內建一種平衡 —— 一個支點位於中央的天秤。當秤上空無一物時,秤桿會與地面平行,而當我們體驗到愉悅,多巴胺被釋放到我們的獎勵路徑中時,這尊天秤就會倒向

49　Siri Leknes and Irene Tracey, "A Common Neurobiology for Pain and Pleasure," *Nature Reviews Neuroscience* 9, no. 4 (2008): 314–20, https://doi.org/10.1038/nrn2333.

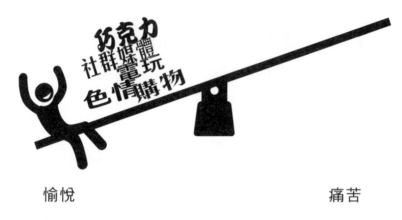

愉悅   痛苦

【圖5】爽痛平衡：爽而不痛

爽的這一端，而且倒的幅度愈大，倒的速度愈快，我們感受到
的爽感就會愈強。

惟關於這種腦內平衡有一點很重要，那就是它想要保持
水平，想要維持平衡。它並不想長時間倒向任何一邊。所以說
每當天秤倒向愉悅的一側時，腦內強大的自我調節機制就會進
檔並開始把秤桿往回拉，試圖使其恢復平衡。這些自我調節機
制並不需要我們有意識的思想或行動去調度，它們會自動發
生，就跟反射動作一樣。

我喜歡把這種自我節制的體系想像成在天秤的痛苦端上
跳上跳下的小精靈，為的是抵銷愉悅端的重量。這些小精靈代
表的是恆定狀態的作用，而所謂恆定狀態作為一種動態平衡，
指的是任何生命系統裡都有，想去維持生理平衡的自然傾向。

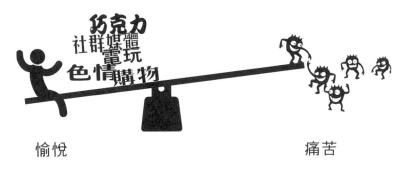

【圖6】爽痛平衡：秤桿開始倒向痛苦這一端

　　天秤恢復平衡後會繼續矯枉過正，讓秤桿以同等幅度倒向痛苦這一端。

　　在一九七○年代，社會科學家理察‧所羅門（Richard Solomon）與約翰‧柯比特（John Corbit）將愉悅與痛苦之間

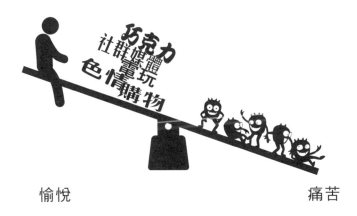

【圖7】爽痛平衡：痛而不爽

的這種消長關係命名為「拮抗理論」：「任何長時間或反覆從享樂或情感中性狀態脫離的情況……都是有其代價的。」[50] 這種代價就是一種與所受刺激的價值相反的「事後反應」。或是一如那句老話所說，**凡事怎麼上去，就怎麼下來。**

　　事實證明，人體內許多生理流程都有類似的自我調節系統。比方說約翰・沃夫岡・馮・歌德、埃瓦爾德・赫林等人都證明了人類的色彩視覺存在拮抗系統，所以盯著某種顏色長看一段時間後，人眼前就會同步出現該顏色的互補色。比方說盯著白色背景上的綠色看一段時間，然後把視線轉到另一張白紙上，你就會發現大腦替你製造出了一個紅色的「事後影象」──綠色的視覺讓位給了紅色的視覺。綠燈一亮紅燈就得滅掉，反之亦然。

耐受性（神經調適狀態）

　　我們都體驗過在「爽」完之後的慾求不滿。不論具體而言那是下一片洋芋片，還是下一關電玩遊戲，想要複製稍早的美好感覺或不想讓之就此結束的反應，都是很自然的人性。而最簡單的解決之道就是接著吃、接著玩、接著看、接著讀。但

50　Richard L. Solomon and John D. Corbit, "An Opponent-Process Theory of Motivation," *American Economic Review* 68, no. 6 (1978): 12–24.

這麼做是有問題的。

在反覆暴露在同樣或類似的愉悅刺激後，初始朝向愉悅端的傾斜就會開始變弱變短，而其事後的痛覺反應則會變強變長。這就是科學家稱為神經調適狀態的過程。也就是說，在不停反覆的過程中，我們的小精靈會愈長愈大隻，速度愈來愈快，聲勢也會愈來愈浩大，由此我們就會需要更多的用藥劑量，才能獲得同等的刺激。

需要增加物質的用量來感受愉悅，或維持用量就會發現爽感降低了的情況，叫做耐受性。耐受性是成癮過程中很重要的一項因素。

對我而言，《暮光之城》三部曲讀第二遍還是很爽，但不會有第一遍爽。等讀到第四遍（沒錯，我把三部曲讀了四遍），快感已經大打折扣。每重讀一次，其效果一定都略遜於前一次，而且我每讀一次，都會在事後徒留深刻的空虛，外加一種想要重溫第一次閱讀快感的強烈慾望。隨著我對《暮光之城》系列的「抗藥性」愈來愈強，沒有選擇的選擇就是去尋找出更新更強的「藥物」，我想把稍早那種神奇的感覺找回來。

長時間歷經對特定「藥物」的重度服用後，愉悅—痛苦的平衡終將一面倒地偏向痛苦的一側。我們的享樂設定值會隨著我們體驗愉悅的能力下降與對痛苦的敏感性上升而有所改變。你可以將之想成是小精靈帶著充氣式睡墊與行動式烤肉架在天秤的痛苦端安營紮寨。

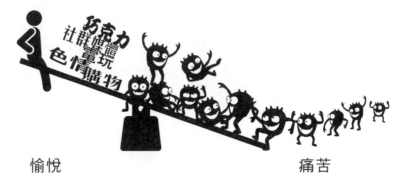

愉悅　　　　　　　　　　　　痛苦

【圖 8】爽痛平衡：痛苦開始占據天秤

　　我強烈地意識到高多巴胺成癮物質對大腦獎勵路徑具有的這種效應，是在二〇〇〇年代初期，當時我剛開始有愈來愈多用高劑量鴉片類藥物（奧施康定、維可汀、嗎啡、吩坦尼）來長期控制慢性痛的病患上門求診。主要是他們明明長期使用了高劑量的鴉片類藥物，但疼痛的問題卻未見好轉反而每況愈下。這是怎麼回事？很簡單，這是因為與鴉片類藥物的長期接觸使腦部重設了爽與痛的平衡點在痛苦那一邊。如今他們不但原有的痛更痛，而且原本不痛的地方也開始痛。這種廣泛在動物研究中獲得觀察與證實的現象被稱為鴉片類藥物誘發的痛覺過敏（過度敏感），原文叫做 hyperalgesia[51]，其中 algesia 的部

51　Yinghui Low, Collin F. Clarke, and Billy K. Huh, "Opioid-Induced Hyperalgesia: A Review of Epidemiology, Mechanisms and Management," *Singapore Medical Journal* 53, no. 5 (2012): 357–60.

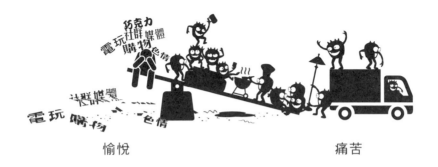

愉悅　　　　　　　　　　痛苦

【圖9】爽痛平衡：痛苦幾乎占滿天秤

分源自希臘文中的 algesis，本意就是「對痛覺的敏感性」。再者，當這些病人慢慢減少鴉片類藥物的用量後，很多人反而在疼痛的困擾上有所好轉。[52]

神經科學家諾拉·沃科夫（Nora Volkow）的團隊證實了重度且長期使用高多巴胺物質最終反而會導致多巴胺的缺失狀態。

沃科夫檢視了多巴胺在健康控制組腦中的傳導，並且比較了對各式藥物成癮但已停藥兩週的研究對象，結果得到的腦部成影相當驚人。在健康控制組的腦部照片中，一塊與獎勵跟動機有關的腰豆型區域亮起了紅色，這代表的是多巴胺神經傳

52　oseph W. Frank, Travis I. Lovejoy, William C. Becker, Benjamin J. Morasco, Christopher J. Koenig, Lilian Hoffecker, Hannah R. Dischinger, et al., "Patient Outcomes in Dose Reduction or Discontinuation of Long-Term Opioid Therapy: A Systematic Review," *Annals of Internal Medicine* 167, no. 3 (2017): 181–91, https://doi.org/10.7326/ M17-0598.

導物質的大量活動。在戒斷兩週成癮者的腦部照片中，同一處腰豆型區域則僅有很淡或接近不存在的紅色，這代表多巴胺的傳導趨近於無。

按照沃科夫博士與她的同僚所寫：「多巴胺接受器（DA）與第二型多巴胺接收器（D_2）在成癮戒斷者腦中的含量下降，加上 DA 分泌量的減少，會導致腦部獎勵迴路對自然獎勵刺激的敏感度降低。」[53] 一旦出現這種情形，人就會徹底失去爽的能力。

換句話說，多巴胺棒球隊的選手已經把手套跟棒球收一收，回家休息去了。

在像發了瘋似閱讀言情小說約莫兩年後，我最終來到了一個境界是我已經找不到書覺得好看。那就像是我已經讓讀小說的樂趣中心燃燒殆盡，再也沒有書可以將之喚醒。

這當中的弔詭處，在於享樂主義「為了爽而爽」的一種態度，反而會導致人罹患**失樂症**（anhedonia），也就是人會全面失去享樂的能力。閱讀一直是我的一大興趣與逃脫現實的工具，所以我對於它會失效一事感到既震驚又悲傷。雖然我還是很難割捨它就是了。

53　Nora D. Volkow, Joanna S. Fowler, and Gene-Jack Wang, "Role of Dopamine in Drug Reinforcement and Addiction in Humans: Results from Imaging Studies," *Behavioural Pharmacology* 13, no. 5 (2002): 355–66, https://doi.org/10.1097/00008877-200209000-00008.

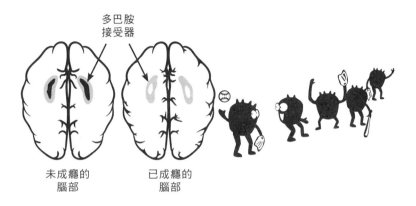

多巴胺
接受器

未成癮的
腦部

已成癮的
腦部

【圖10】 成癮對多巴胺接受器的影響

　　我的成癮病人也形容了他們的各種「毒品」失效的感受。他們再也無法靠自己的成癮物質「嗨」（high）起來。但如果他們不用藥，那他們又會覺得自己很可憐。舉世皆然不分毒品的戒斷症狀是焦慮、躁動、失眠與幻滅。

　　朝向痛端傾斜的爽痛平衡會推著人在長期戒除癮頭之後復發。當爽痛平衡倒向痛的時候，我們會渴望起讓毒品帶我們回復正常（達到平衡）。

　　神經科學家喬治·庫柏（George Koob）稱這種現象為「幻滅推動的復發」[54]，此時重新開始用藥不是為了追求快感，而只

54　George F. Koob, "Hedonic Homeostatic Dysregulation as a Driver of Drug-Seeking Behavior," *Drug Discovery Today: Disease Models* 5, no. 4 (2008): 207–15, https://doi.org/10.1016/j.ddmod.2009.04.002.

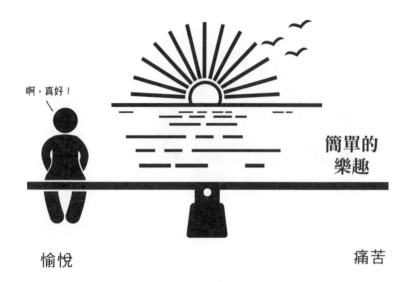

啊，真好！

簡單的
樂趣

愉悅　　　　　　　　　　　　　　　痛苦

【圖 11】爽痛平衡：愉悅和痛苦的完美平衡

是想要舒緩冗長戒斷造成的身心之苦。

　　好消息是，只要我們等得夠久，那我們的大腦（通常）就可以重新適應藥物的缺席，並重新建立起基線恆定狀態，也就是水平的平衡，而一旦我們重建起水平平衡，我們就可以重新在日常、簡單的獎勵中感受到愉悅，這包括去散個步、看日出，跟朋友分享美食。

人、地、物

　　觸發爽痛平衡的不僅可以是對毒品本身的重新接觸，也可以是跟使用毒品有關聯的暗號。在戒酒無名會裡，他們用一句口訣來形容這種現象，那就是**人、地、物**。在神經科學的世界裡，這被稱爲**基於提示的學習**，也就是古典（帕弗洛夫）制約。

　　一九〇四年諾貝爾生理或醫學獎得主伊凡・帕弗洛夫（Ivan Pavlov，一八四九──一九三六）證明了狗會在看到肉排時反射性地分泌唾液。當肉排的出現固定與響鈴同步時，狗開始在聽見響鈴時分泌唾液，即使肉沒有同步出現也一樣。科學家對此的解讀是狗已經學會了將肉排這種自然獎勵，連結到響鈴聲這種制約的提示。問題是此時大腦裡發生了什麼事情？

　　透過將探針置入老鼠的腦內，神經科學家得以證實了大腦會爲了回應制約的提示（如響鈴、節拍器、光線）而分泌多巴胺，而且時間會遠早於獎勵本體的攝取（如古柯鹼的注射）。這種針對提示而先於獎勵的多巴胺濃度驟升，解釋了何以我們在知道好事要發生時會因爲期待而產生快感。

　　緊接在制約的提示後，腦部多巴胺分泌會不僅減少到基線水準（即便在獎勵付之闕如的狀態下，大腦也會有持續性的多巴胺分泌），甚至還會持續降低到基線水準以下。這種短暫的多巴胺微缺失狀態會讓我們產生動機去尋求獎勵。低於基線

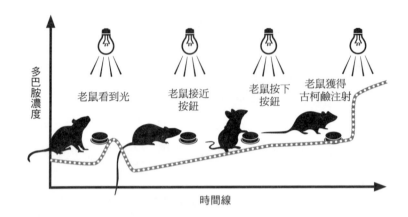

【圖12】多巴胺濃度：預期與渴求

的多巴胺濃度會推動我們產生渴望，而渴望又會轉化為我們刻意去取得藥物的行動。

　　我的同事勞勃·馬連卡（Rob Malenka）是享有盛譽的神經科學家，而他曾對我說過「一隻實驗室動物的成癮程度，最終看的是牠願意多拚命去獲得毒品——扳動槓桿、走出迷宮、爬上滑道」。而我發現這句話也同樣適用於人類，更不用說整個預期與渴望的循環都可以生在意識的門檻之外。

　　一旦我們獲得了預期中的獎勵，大腦的多巴胺分泌就會增加到長期持續性的基線以上。惟若我們預期的獎勵落了空，多巴胺濃度就會大幅降到基線之下。也就是說若我們得到了預期中的獎勵，我們的多巴胺濃度就會從基線下驟升到基線上，反之若我們的期待落空，多巴胺濃度也會在基線下跌得更深。

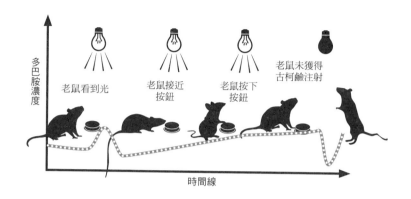

多巴胺濃度

老鼠看到光

老鼠接近
按鈕

老鼠按下
按鈕

老鼠未獲得
古柯鹼注射

時間線

【圖13】多巴胺濃度：預期與渴求

　　我們都體驗過什麼叫空歡喜一場的失落。未能如預期實現的獎勵比一開始就不覺得會有的獎勵，前者的打擊會更大。

　　提示誘發的渴望會如何轉化成我們的爽痛平衡呢？爽痛平衡會出於對未來獎勵的期待而朝向爽端傾斜（多巴胺稍微飆升），而後又隨即在提示出現後朝痛端傾斜（多巴胺微幅短缺）。多巴胺的短缺會導致渴求，進而推動我們尋找毒品行為。

　　在過去十年間，人類針對病態賭博的生物性成因有了在理解上的長足進步，而這也促成了失控的賭博行為在第五版的《精神疾病診斷與統計手冊》中被重新歸類成成癮性的疾病。

　　研究顯示賭博促成的多巴胺分泌既可連結到最終的（財務性）獎勵，也可以連結到獎勵能否出現的不確定性。惟賭博的動機大抵是奠基於我們無法預測獎勵的發生機率，而不是財

務上的獎勵。

在二〇一〇年的一項研究裡，賈可伯·林尼特（Jakob Linnet）的團隊測量了賭博成癮者與健康控制組在贏錢與輸錢時的多巴胺濃度。[55] 結果贏錢時兩組人的多巴胺濃度並沒有顯著的差異，但對比健康人，病態賭徒的多巴胺濃度卻會在輸錢時顯著增加。輸贏的機率各半時，在獎勵路徑中被釋放出的多巴胺量會達到最高——因為這時的不確定性也最高。

賭博成癮凸顯了獎勵預期（多巴胺在獎勵前的分泌）與獎勵反應（多巴胺在獎勵後的分泌）之間的微妙區別。我的賭博成癮病患跟我說在賭博的時候，他們內心有一部分的自己想輸。他們愈是輸，想要賭下去的衝動就愈強，贏錢時的快感也愈大——這是一種被稱為「追逐失敗」的現象。

我在想社群媒體上所發生的應該也是類似的現象，畢竟一篇貼文能換得的增強作用既來自於按讚數本身，也來自於能得到多少人按讚或回應的不確定性。

・・・・・・・・・・・・・・・・

人腦會透過改變多巴胺分泌神經元的形狀與大小來對

55 Jakob Linnet, Ericka Peterson, Doris J. Doudet, Albert Gjedde, and Arne Møller, "Dopamine Release in Ventral Striatum of Pathological Gamblers Losing Money," *Acta Psychiatrica Scandinavica* 122, no. 4 (2010): 326–33, https://doi.org/10.1111/j.1600-0447.2010.01591.x.

獎勵與相關線索的長期記憶進行編碼。比方說樹突作為神經元的分支會回應高多巴胺的獎勵而變長也變多。這種過程被稱為「基於經驗的可塑性」[56]。這些大腦的改變可以一輩子維持下去，毒品消失許久後也不致消失。

學者探究了古柯鹼對白老鼠的效應，為此他們每天注射相同劑量的古柯鹼到老鼠身上，為期一個禮拜，然後測量老鼠在每次注射後的反應。正常狀況下，老鼠會穩定待在籠子的邊緣處，但注射完古柯鹼的老鼠則會在籠子裡跑來跑去，至於牠們跑動的程度則可以利用投射在籠中的光束來測量。老鼠打斷光束的次數愈多，就代表其跑動的量愈大。

科學家發現多注射古柯鹼一天，老鼠的活動量就會不斷增加。第一天的老鼠如果只是在慢跑，那最後一天老鼠就是在瘋狂亂竄。這顯示牠們對古柯鹼藥效的敏感度在逐日累積。

而一旦科學家中止了施打古柯鹼，老鼠也會停止跑動。一年之後——白老鼠的壽命也就是一年左右——科學家重新為老鼠注射了單次的古柯鹼，結果老鼠們立刻跑得像實驗時的最後一天那樣。

事後科學家去檢視老鼠的大腦，結果他們發現古柯鹼誘發於大腦獎勵路徑上的改變吻合長期用古柯鹼進行增敏的結

56　Terry E. Robinson and Bryan Kolb, "Structural Plasticity Associated with Exposure to Drugs of Abuse," *Neuropharmacology* 47, Suppl. 1 (2004): 33–46, https://doi.org/10.1016/j.neuropharm.2004.06.025.

果。這些發現顯示如古柯鹼之類的毒品可以對大腦造成永久性的改變。其他的成癮物質上也發現了同樣的狀況，從酒精到鴉片類藥物到大麻都有這種現象。

在臨床工作上，我發現苦於嚴重成癮者即便經過多年的戒斷，也會只因為一次的破功就前功盡棄，掉回到強迫性的癮頭中。這背後的原因或許就是長期使用特定藥物產生的增敏效果，就是因為早先用毒仍留有的遙遠迴響。

．．．．．．．．．．．．．．．．．．

學習也同樣會增加多巴胺在大腦中的分泌量。比起以標準實驗室的籠子為家的老鼠，居住在多樣、新鮮與刺激性環境中三個月的雌性老鼠，會顯現出盛產多巴胺的突觸在腦部的獎勵路徑上擴散。由刺激性與新鮮環境所激發出的腦部變化，就跟我們看到由高多巴胺（成癮性）藥物激發出的結果類似。

但如果同樣的老鼠被先注射了甲基安非他命之類具有高度成癮性的興奮劑，才被安排進入刺激性較豐富的環境，那牠們就不會顯現出原本可由環境因素激發出的突觸擴散。這些發現顯示甲基安非他命限縮了老鼠的學習能力。[57]

---

57 Brian Kolb, Grazyna Gorny, Yilin Li, Anne-Noël Samaha, and Terry E. Robinson, "Amphetamine or Cocaine Limits the Ability of Later Experience to Promote Structural Plasticity in the Neocortex and Nucleus Accumbens," *Proceedings of the National Academy of Sciences of the United States of America* 100, no. 18 (2003): 10523–28, https://doi.org/10.1073/pnas.1834271100.

在好消息的部分，我的同事伊蒂‧蘇利文（Edie Sullivan）是探索酒精如何影響腦部的世界級學者，而她研究過了成癮復甦過程，並發現雖然某些由成癮造成的腦部改變確實不可逆，但我們仍有可能創造出新的神經網路來繞過這些受損的區域。這意謂著毒品對腦部的改變確實是永久性的，但我們可以利用新的突觸路徑來創造出健康的行為。[58]

在此同時，未來仍對我們可以如何去逆轉成癮留下的疤痕含有令人充滿期待的可能性。文森‧帕斯柯里（Vincent Pascoli）的團隊給老鼠注射了古柯鹼，結果牠們果然表現出預期中的行為改變（瘋狂跑動），然後科學家又使用光遺傳學技術（一種牽涉到用光來控制神經元的生物技術）來反轉由古柯鹼造成的腦部突觸變化。[59]也許有朝一日，光遺傳學技術也可以在人腦上一展身手。

58 Sandra Chanraud, Anne-Lise Pitel, Eva M. Muller-Oehring, Adolf Pfefferbaum, and Edith V. Sullivan, "Remapping the Brain to Compensate for Impairment in Recovering Alcoholics," *Cerebral Cortex* 23 (2013): 97–104, doi:10.1093/cercor/bhr38; Changhai Cui, Antonio Noronha, Kenneth R. Warren, George F. Koob, Rajita Sinha, Mahesh Thakkar, John Matochik, et al., "Brain Pathways to Recovery from Alcohol Dependence," *Alcohol* 49, no. 5 (2015): 435–52. https://doi.org/10.1016/j.alcohol.2015.04.006.

59 Vincent Pascoli, Marc Turiault, and Christian Lüscher, "Reversal of Cocaine-Evoked Synaptic Potentiation Resets Drug-Induced Adaptive Behaviour," *Nature* 481 (2012): 71–75, https://doi.org/10.1038/nature10709.

平衡只是一種隱喻

在現實生活中，愉悅與痛苦的複雜度絕不是簡單的天秤比喻可以涵蓋。

一件事某甲做起來很爽，某乙可能就不這麼想。每個人都又有其各自的「毒品品味」。

愉悅與痛苦可以同步發生。譬如我們在吃辣的時候就是既痛又爽。

並非每個人的起點都是水平的秤：有憂鬱、焦慮與慢性疼痛纏身的人從一開始就拿著一只朝痛端傾斜的秤，而這或許也解釋了何以精神疾病患者會更容易對癮頭沒有抵抗力。

我們對痛（與爽）的感官知覺，高度受到被人為賦予的意義影響。

亨利・諾爾斯・畢區（Henry Knowles Beecher，一九〇四—一九七六）是二戰時的軍醫，北非、義大利與法國都有他服役的足跡；他當年觀察並通報兩百二十五筆士兵在戰區受重傷的病例。

畢區對於將病歷納入研究範疇有著極其嚴格的標準，由此他調查的對象只限那些「身負五種代表性重傷的士兵，這包括：廣泛的周邊軟組織傷害、長骨的複雜性骨折、頭部穿刺傷、胸部穿刺傷，或是腹部穿刺傷……同時還得在受訪時神智清晰，沒有受驚而恍惚的現象」。

　　畢區得出了一項重大發現。四分之三的這些士兵雖然性命垂危，但他們都表示在受傷的當下未感覺到劇痛或甚至完全不覺得痛。

　　他下了個結論是士兵的痛覺獲得了解脫情緒的中和，主要是負傷代表他們可以脫離「這個極度危險且充滿疲憊、不適、焦慮、恐懼與死亡威脅的環境」。他們受的重傷，正好也是「他們能安全前往醫院的車票」。[60]

　　相對之下，一九九五年發表在《英國醫學期刊》上的一篇個案報告詳述了一名二十九歲建築工人是如何在落地時踩到十五公分鋼釘後走進急診室，要知道那枚鋼釘可是刺穿了皮靴、皮膚與腳骨，從工地用靴的頂端冒了出來。[61]「鋼釘哪怕輕輕一動，都造成他無比的劇痛，（由此）他接受了吩坦尼與導美睡的注射」，一種是強力的鴉片類止痛劑，一種是強力的鎮靜劑。

　　但當鋼釘被從腳底拉出來，靴子也被褪去之後，眾人才赫然發現「鋼釘並未貫穿他的腳，而是從腳趾頭之間穿了過去：他的腳根本毫髮無傷」。

60　Henry Beecher, "Pain in Men Wounded in Battle," *Anesthesia & Analgesia,* 1947, https://doi.org/10.1213/00000539-194701000-00005.

61　J. P. Fisher, D. T. Hassan, and N. O'Connor, "Case Report on Pain," *British Medical Journal* 310, no. 6971 (1995): 70, https://www.ncbi.nlm.nih.gov/pmc/articles/PMC2548478/pdf/bmj00574-0074.pdf.

．．．．．．．．．．．．．．．．．．

科學告訴我們任何的愉悅都有其代價：比起作為成因的愉悅，隨後出現的痛會是個更長也更強的苦果。

在長時間反覆暴露在愉悅的刺激後，我們耐受痛覺的能力會降低，我們體驗愉悅的門檻則會被墊高。

透過當即與永久性的記憶印痕，我們將不論想或不想都難以忘卻爽與痛的教訓：海馬迴的刺青是一輩子都去除不掉的。

譜系學上用來處理愉悅與痛覺的超古老神經學機器雖歷經了恆久的時間與跨物種的演化，但仍大致維持著原本的樣貌。這機器完美地適應了一個資源稀缺的世界。沒有愉悅我們就不會吃、不會喝，也不會繁殖。沒有痛苦我們就不會保護自己不受傷，不死亡。藉由在反覆的愉悅體驗中提高我們的神經設定值，我們會變身成永無止境的追尋者，我們會永遠不滿足於現有，會不斷想得到更多。

只是問題也就出在這裡。人類作為終極的追尋者，已經把趨爽避痛的挑戰玩到出神入化。而在這個過程中，我們已經把地球從一個稀缺的世界改造成過度豐盈的空間。

我們的大腦並不是為豐盈的世界所演化出來的。湯姆・費努卡尼（Tom Finucane）醫師研究的是慢性久坐進食環境下

的糖尿病，而他說：「我們就像是雨林裡的仙人掌。」[62] 仙人掌適應的是適合乾燥氣候，在滿溢的多巴胺裡只能遭到淹沒。

這樣的淨效應是我們如今需要更多的獎勵來感受到愉悅，但只要一點點傷害就會痛。這種重新校準正發生在個人的層次上，也發生在國家的層次上。而這就讓人不得不問出幾個問題：我們要如何在這個新的生態系中活下去，活得好？我們要如何養育自己的下一代？我們身為二十一世紀的居民有哪些必備的新思想與新行為？

說起如何避免強迫性的過度消費，誰能比對其最沒抵抗力的人更適合為我們指點迷津：苦於癮頭之人。幾千年來都在各文化中被當成墮落者、寄生蟲、賤民、道德敗壞的始作俑者而避之唯恐不及的這些成癮者，已經演化出了完美貼合我們所處時代的智慧。

接下來我們要談的，就是我們想在獎勵疲乏的世界中再起，必須要知道的教訓。

62　費努卡尼醫師是巴爾的摩約翰・霍普金斯大學的醫學系教授，我是在那兒客座授課時邂逅了他的研究。我耳聞這句話則是在跟他一些學生同場的一頓晚餐席間，那時我就知道我得想辦法把這話寫進這本書裡。

第二部

自縛

第四章

多巴胺的齋戒

「我是爸媽逼我來，我才來的，」德莉拉用算是美國青少年正字標記的陰鬱加微慍口氣說道。

「了解，」我說。「那妳爸媽爲什麼希望妳來見我？」

「他們覺得我大麻抽得太多，但我的問題是焦慮。我抽大麻是因爲我焦慮。要是妳能處理一下我的焦慮，那我大麻也就不用抽那麼兇。」

我一瞬間被某種鋪天蓋地的悲傷弄得不知所措。但那並不是因爲我不知道該給她什麼建議，而是因爲我擔心她不會聽我的。

「好吧，那我們就從這裡開始吧，」我說，「跟我說說妳的焦慮。」

四肢修長而顯得十分優雅的她，把腿盤在了身下。

「我的焦慮是從國中開始的，」她說，「然後一年一年愈來愈嚴重。我早上醒來的第一個感覺就是焦慮。蠟筆是我起得了床的唯一動機。」

「妳的蠟筆？」

「嗯嗯，我開始用電子菸了。我以前是用抽水菸斗跟水菸壺，白天抽會『嗨』的一般大麻，睡前抽會昏昏沉沉的印度大麻。但現在我迷上了大麻的萃取精華……大麻蠟、大麻油、大麻膏、大麻塊、剪刀（譯注：大麻的俚語）、灰塵（譯注：混有某種麻醉劑的大麻菸）、QWISO（譯注：用快速清洗異丙基法製成的大麻油）。我大都使用電子菸筆，但偶爾我也會用火山（譯注：高價

的大麻霧化器）。我不愛可食用的大麻，但緊急狀況不能抽菸時我就會用大麻食品來擋一下。」

．．．．．．．．．．．．．．．．．．

D 是資料的 D

　　我鼓勵德莉拉多說說她「蠟筆」的事情，是為了讓她深入日常使用大麻的枝枝節節。我與她的對談是基於一個我自行發展出來且行之有年的框架。每當我跟病人談到強迫性過度消費的問題，這個對話框架就能派上用場。

　　想簡單記住這個框架，就記住由其各部分字首組成的單字DOPAMINE，也就是多巴胺的英文，重點是這框架不僅適用傳統的毒品或藥物如酒精跟尼古丁，也適用我們長期攝取過多、或單純希望自己與之關係不要那麼折磨人的高多巴胺物質或行為。雖然這原本是我出於工作所需所設計的框架，但我同樣將之用在了我自己身上，也用在了我適應不良的消費習慣上。

．．．．．．．．．．．．．．．．．．

　　多巴胺英文裡的 D 代表 Data，也就是資料或數據，代表我開始收集起關於消費的簡單資料。在德莉拉的案例中，我探索了她用的毒品類型、用量跟使用頻率。

　　說起她用的大麻。大麻那在德莉拉的描述中多到令人暈頭轉向的製品清單與使用機制，如今對我的病人而言只是家常便飯，他們不少人來看我的時候，都已經稱得上是「大麻系」的博士。對比呼麻是週末限定之休閒活動的一九六〇年代，我現在的病人會早上一睜眼就開始抽，然後一路抽到上床睡覺。這一點在許多層面上都令人憂心忡忡，包括已經證實天天抽會讓人成癮。

　　以我自身而言，我開始覺得自己正晃進成癮的禁區，是在我發現言情小說占據我一天好幾個小時，而且一連就是好幾天如此的時候。

O 是目的的 O

　　「妳抽大麻圖的是什麼？」我問德莉拉。「大麻幫助了妳什麼？」

　　「只有大麻會讓我的焦慮好一點，」她說。「少了大麻我根本超廢……我是說比我現在這樣還廢。」

．．．．．．．．．．．．．．．．．

　　我請德莉拉告訴我大麻可以怎麼幫助她，也等於是承認了大麻確實對她有某種正面意義，否則她也不會去吸。

　　多巴胺英文裡的 O 代表使用毒品的目的（Objectives）。

即使是看似不合理的行為，其背後也一定有某種屬於個人的邏輯。人會採用高多巴胺物質的行為，理由五花八門：尋開心、融入團體、紓解無聊、控管恐懼／憤怒／焦慮／失眠／憂鬱／不專心／痛楚／社交恐懼……這清單永無止境。

　　我用閱讀言情小說逃避從教養兒童變成教養青少年的痛苦轉型，主要是我自認並不擅長擔任青少年的家長。另外我也是用閱讀言情小說在安撫自己再也不能生育的痛苦，主要是我想再生但先生不想，而這一點想法上的不同也讓我們的婚姻跟性生活中出現了前所未見的危機。

P 是問題的 P

　　「吸大麻有什麼缺點嗎？比如說妳不想要的副作用？」我問。

　　「吸大麻唯一的壞處，」德莉拉說，「就是我爸媽會追著我跑。要是他們不煩我，那就毫無問題了。」

　　我停了下來觀察閃耀在她秀髮上的陽光。明明她天天吸超過一公克的大麻，但還是一臉找不到破綻的健康。這就叫青春無敵吧，我心想。

．．．．．．．．．．．．．．．．．

　　多巴胺英文裡的P代表使用毒品所衍生的問題（Problems）。

　　高多巴胺毒品不可能全無問題 —— 健康問題、人際關係問題、道德問題。就算問題不馬上出現，也遲早會有爆發的一天。德莉拉看不到呼麻的真正缺點 —— 她只覺得跟爸媽鬧彆扭有點煩罷了 —— 代表她是典型的青少年……但並不只因為她是青少年。這種與現實的斷點有好幾種成因。

　　首先，我們大多數人都難以在還在使用的期間就窺得吸毒之後果的全貌。高多巴胺物質與行為會蒙蔽我們精準評估因果的能力。

　　如研究紅收割蟻之採集行為的神經科學家丹尼爾・傅利曼（Daniel Friedman）所跟我說過的：「這個世界是感官的富翁與因果的窮人。」也就是說，我們只知道手裡的甜甜圈好吃，但卻沒有很明確地意識到每天一個甜甜圈會讓你在一個月後在腰間出現一個五磅的游泳圈。

　　再者，年輕人，特別是吸毒吸得很猛的年輕人，會比較免疫於吸毒的負面效應。如一名高中教師跟我說的：「我們有些最優秀的學生是天天都要呼麻。」

　　只不過隨著年齡增長，慢性吸毒的副作用就會呈倍數增加。我大部分主動來就診的病人都是中年人。他們找上我是因為他們已經過了那個弊大於利的轉捩點。如他們在戒酒無名會中所說的：「我受夠了疾病與疲憊讓我又病又累。」但我的青少年病人則既沒病又不累。

　　即便如此，讓還在用毒的青少年看清用毒的負面後果，

即便那所謂的後果僅僅是他人的反感，也一樣有可能發揮讓他們懸崖勒馬的槓桿效果。而懸崖勒馬即便只是一下下，都有助於他們看清眞正的因果關聯。

A 是禁慾的 A

「我確實對什麼可以幫助到妳有一些想法，」我對德莉拉說，「但那需要辛苦妳做一些配合。」

「怎樣的配合？」

「我要妳做一個實驗。」

「一個實驗？」她把頭歪向一邊。

「我要妳停用大麻一個月。」

她面無表情地聽著。

「容我說明一下。首先，妳抽這麼多大麻，焦慮治療很難發揮作用。還有更重要的第二點是妳要是停用大麻一個月，很有可能焦慮就會自然好了。當然啦，一開始的戒斷症狀會讓妳挺難受。但只要妳能挺過前兩週，那就有很大的機會妳會在第三四週感受好很多。」

她還是一聲不吭，所以我又接著往下說。我跟她解釋說任何像大麻這樣刺激我們獎勵路徑的藥物，都有潛能可以改變我們大腦的基線焦慮。大麻表面上是在舒緩我們的焦慮，但實情可能是大麻在舒緩我們自上一次吸食以來的戒斷症狀。大麻

有可能不是在治療我們的焦慮，而是在引發我們的焦慮。而要搞清楚真相，唯一的辦法就是停用一個月。

「我可以只停一個禮拜嗎？」她問。「我以前做過。」

「一個禮拜也不錯，但就我的經驗而言，一個月通常才是重設大腦獎勵路徑的最短所需時間。如果妳在戒斷四個禮拜後還是沒有好轉，那也是很具有參考價值的資訊。那意謂著大麻不是妳焦慮的成因，由此我們便需要去考慮其他的疑犯。所以妳怎麼說？妳覺得自己有能力跟意願去試試看一個月嗎？」

「嗯，我不覺得我現在想戒大麻，也許之後再看看吧。畢竟我不可能像現在這樣抽一輩子。」

「妳打算十年後還是這樣在抽大麻嗎？」

「不，不可能。絕對不可能。」她用力搖著頭。

「那五年之後呢？」

「不，五年之後也不可能。」

「那一年之後呢？」

停頓加上笑聲。「算妳狠，醫生。要是我不打算一年後還繼續抽的話，那我現在就停用還比較乾脆。」

她看著我笑了。「好吧，我聽妳的。」

我之所以請德莉拉考慮十年後、五年後，還有一年後的自己，就是希望她能體認到戒掉大麻對她有何等的急迫性，而就結果而言，她應該是感受到了。

．．．．．．．．．．．．．．．．．

多巴胺英文裡的 A 代表著禁慾（Abstinence）。

禁慾是恢復身體恆定狀態不可少的過程，同時禁慾也能讓我們重新用較少的獎勵獲得愉悅，讓我們看出物質使用與平日感受之間的因果關聯。若以爽痛平衡的角度去思考，多巴胺的齋戒會讓小精靈有足夠的時間跳下翹翹板，好讓爽痛恢復水平的狀態。

問題是：人需要禁慾多久才能讓腦部體驗到戒斷的好處？

讓我們回想一下神經科學家諾拉·沃科夫的造影研究，當中顯示出多巴胺的傳遞量在戒斷的兩週後仍低於正常水準。[63] 她的研究結果符合我的臨床經驗，那就是兩週的戒斷太短。停用兩週後的病患往往還處於戒斷症狀中。這個階段的他們通常還處於**多巴胺匱乏的狀態**。

另一方面，四週的階段通常足夠。馬克·舒基特（Marc Schuckit）醫師與同事研究了一群每天酗酒且達到臨床憂鬱標準，算得上患有所謂**重鬱症**的男人。

舒基特作為聖地牙哥州立大學的實驗心理學教授，其最著稱的就是他證明了比起一般人，「酒鬼」的親生兒子還真的

63　Nora D. Volkow, Joanna S. Fowler, Gene-Jack Wang, and James M. Swanson, "Dopamine in Drug Abuse and Addiction: Results from Imaging Studies and Treatment Implications," *Molecular Psychiatry* 9, no. 6 (June 2004): 557–69, https://doi.org/10.1038/sj.mp.4001507.

有較高的基因風險染上酒癮。我能在二〇〇〇年代初期一系列
以成癮為題的會議上，有機會向他學習，絕對是我的榮幸，畢
竟他作為一名教師稱得上才華洋溢。

舒基特研究中的憂鬱症男性住了四星期的醫院，期間他
們未接受任何憂鬱症的治療，就是專心戒酒。而在滴酒不沾一
個月之後，八成的男性已經達不到憂鬱症的臨床標準。[64]

這項發現意謂著在多數狀況下，臨床上的憂鬱都是單純
酗酒造成的結果，而不是酗酒與憂鬱症並存的雙重診斷。當然
這樣的結果還有其他的解釋：醫院環境的療癒氣氛、酒癮與憂
鬱的同步緩解、憂鬱症的偶發性質造成其獨立於外在因素而來
來去去。惟這項堅實的發現仍相當值得重視，因為標準的憂鬱
症治療不論是走給藥還是心理治療的路線，都有百分之五十的
回應率。[65]

我自然見過不到四週就能重設好獎勵路徑的病人，也見
過需要比四週更久才能做到這一點的病人。用的藥較強較久較
大量的人通常屬於後者，也就是需要四週以上來讓大腦重開
機。此外年輕人重設獎勵路徑也快於年長者，畢竟年輕人的大

64　Sandra A. Brown and Marc A. Schuckit, "Changes in Depression among
　　Abstinent Alcoholics," *Journal on Studies of Alcohol* 49, no. 5 (1988):
　　412–17, https://pubmed.ncbi.nlm.nih.gov/3216643/.

65　Kenneth B. Wells, Roland Sturm, Cathy D. Sherbourne, and Lisa S.
　　Meredith, *Caring for Depression* (Cambridge, MA: Harvard University
　　Press, 1996).

腦更具可塑性。再者，生理性的戒斷現象因藥而異。電玩也是一種會成癮的「藥物」，但它的戒斷現象就比較輕微，反之像酒精與苯二氮平類鎮靜劑的戒斷現象就可能致命。

而這就讓我們必須要認識一個重要的前提：我從來不推薦多巴胺齋戒給可能因為突然停藥，而在戒斷現象中面臨生命危險的個人，比方說對酒精、苯二氮平（贊安諾、煩寧、克洛諾平）或鴉片類藥物的依賴或成癮性達到重度的病患。對這群人而言，減藥必須在醫療人員的監督下循序漸進。

有時候病患會問他們能不能把一種藥換成另外一種，比如說把大麻換成尼古丁，把電玩換成色情圖文或影片。這鮮少會是可長可久的有效策略。

任何一種強到足以克制小精靈，讓天秤朝爽端倒過來的獎勵，都有潛在的成癮性，因此換藥只會造成癮頭換人做，導致所謂的交叉成癮。任何獎勵只要不夠強，就不會給人它是種獎勵的感受，這就是何以當我們消費了高多巴胺的獎勵後，就會失去享受平凡樂趣的能力。

未達半數（約兩成）的病患在多巴胺齋戒後感覺沒變好。這一點也是很重要的資訊，因為這代表毒品不是精神疾病症狀的主要推手，也代表病患可能有並存的精神疾病需要專門的治療。

即便是多巴胺齋戒有效的時候，並存的精神疾病也得同步接受治療。為了管理毒癮而偏廢了其他的精神疾病，往往導致兩頭落空的壞結果。

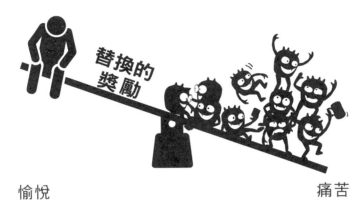

【圖14】爽痛平衡：替換的獎勵

愉悅　　　　　　　　　　　　　　　　痛苦

儘管如此，想確切了解物質使用與精神病症狀之間的關係，我需要有充分的時間去觀察病患在中止高多巴胺獎勵後的狀況。

M 是正念的 M

「我希望妳能做好心理準備，」我對德莉拉說，「妳接下來可能得先苦後甘。我的意思是在妳剛停止使用大麻的時候，妳的焦慮會先惡化。但記住，那並不是妳因為停用大麻就得一直忍受下去的焦慮。這是所謂戒斷中介的焦慮。妳愈能持久地不使用大麻，就可以愈快開始感覺變好。病患回報的轉捩點通常落在戒斷的兩星期後左右。」

「了解。那我在這段期間該怎麼辦？妳有什麼藥丸可以開給我嗎？」

「我沒有不會成癮的藥物可以開給妳止痛。既然我們已經講了不希望用一種藥癮去交換另外一種藥癮，那過渡時期我只能請妳稍微忍耐一下。」

（她吞了口口水）

「別這樣，我懂。我知道這難為妳了。但妳就想著這是一個機會。一個讓妳脫離思想、情緒、感覺，當然也脫離痛苦去觀察自己。這種做法就叫做正念。」

．．．．．．．．．．．．．．．．．

多巴胺英文裡的 M 代表著正念（Mindfullness）。

正念做為一個被很多人掛在嘴上的名詞，已經流失了它的一些意義。演化自佛教冥想傳統的正念一詞已經被西方人採用與改編成一種跨越許多領域的身心安適練習。事實上正念已經在美國小學裡被普遍教授，其徹底滲透西方人意識的程度可見一斑。但追根究柢，正念到底是什麼東西？

正念簡單講，就是一種不帶成見，實況觀察大腦當下在做什麼的能力。這聽來不難，其實不然。要知道我們用來觀察大腦的器官，就是大腦。聽起來是不是很怪？

當我仰首望向夜空中的銀河系之時，我總是百思不得其解一件很神祕的事情：人類竟然可以跟一樣看上去如此遙遠，

如此與我們無關的東西是一個整體。操持正念就跟瞭望銀河是類似的概念——我們要盡可能把明明跟我們是一體的思想與情緒當成與我們無關的東西去觀察。

同時，腦部還能做出一些相當奇怪的事情，包括某些會讓我們尷尬的事情，而這也就是何以我們在觀察的時候必須不帶成見。保留成見是正念進行時很重要的一點，因為我們一開始譴責自己的大腦，一開始心想：呃哦，我怎麼有那齷齪的念頭？我真是個廢物，是個變態——我們就觀察不下去了。保持在觀察者的姿態中，是以全新方式去認識大腦，認識自己的必要條件。

我記得二〇〇一年我曾抱著我新生的孩子站在廚房裡，當時我曾在腦海中模擬，要怎麼把她的頭朝冰箱門或流理臺撞下去，我想看著那顆頭像西瓜一樣爆開。那一幕在我腦中稍縱即逝。若非我是有正念的練家子，那畫面早被我刪除在腦子裡的垃圾桶裡了。

一開始我嚇壞了。身為精神科醫師，我曾治療過因為精神疾病而覺得自己非把親生骨肉殺死來拯救世界的母親。事實上她們當中有一個人還真的這麼做了，那是個直到今日，我都還會一想起來就滿懷著悲傷與悔恨的結果。所以當我體驗到自己也想傷害自己的骨肉時，我在想我是不是也成了那群妄想母親中的一員。

但記得要不帶成見去觀察的我隨即跟在那幅可怖的畫面

與其所開展的感受身後，發現了我其實並不真的想砸爛親生女兒的頭，相反地我之所以會在腦中投射出那幅景象，是因爲我很害怕自己會真的這麼做。

所以我沒有忙著譴責自己，而是憐憫起自己。當時的我正爲了爲人母所代表的意義在內心掙扎不已。要照顧這一個如此無助，什麼都要靠我保護的小生命，那責任之重大壓得我喘不過氣。

正念的練習在禁慾的早期格外要緊。我們許多人都會使用高多巴胺物質與行爲去逃避自己內心的想法。我們一旦停止用多巴胺去逃避，那些痛苦的思緒、情緒與感受就會朝我們崩塌而來，宛若泰山壓頂。

這個時候我們要謹記的祕訣就是不要背對痛苦的情緒逃跑，而要讓自己去包容那些情緒。能做到這樣，我們的經驗就會萌生一種嶄新而出奇豐富的質地。痛苦並未消失，它們還好端端的在那兒，但它們也已經在不知不覺中出現質變，變身後的它們看似包納起一片廣表的地景，其上是所有人共有的苦難，而不是專屬我一人的煎熬。

放棄閱讀言情小說的當下，我首先歷經了幾星期不知爲何而活的恐怖地獄。平日會拿起書閱讀或找點消遣的晚間我躺在沙發上，手疊在肚子上試著放鬆，但我能感覺到的只有滿滿的驚恐。嚇到我的是僅僅這樣一點不起眼的作息改變，就能讓我焦慮到這種境界。

　　然後日子一天天過去，我持續著操練，也慢慢感受到自己放鬆了心靈邊界，開啓了意識空間。我發現自己不再需要一直想辦法去分散注意力，我發現自己面對當下已經受得了與之共存，甚至有點能享受當下。

I 是病識感的 I

　　德莉拉同意了停用一個月的大麻。回診之際她看起來容光煥發，駝背不見了，蕭殺的態度換成了充滿感染力的笑容。她大大方方跨進了我的診間，一屁股坐在了椅子上。

　　「這個嘛，我做到了！而且說了怕妳不信，醫生，但我的焦慮沒了。我不焦慮了！」

　　「跟我說說是怎麼回事。」

　　「頭幾天很慘。我感覺到煩躁。第二天我吐了。超誇張！我從來沒吐過。我有一種生了重病的感覺。這時我才意識到，喔，我出現戒斷症狀了，而那也給了我動力去堅持不碰大麻。」

　　「爲什麼出現戒斷症狀會讓妳想堅持下去？」

　　「因爲那是我眞的大麻成癮的第一項證據。」

　　「所以後來的發展呢？妳現在感覺如何？」

　　「姊我跟妳說，後來眞的是超級好的，眞的，焦慮整個少了，毫無疑問。其實我快連焦慮這兩個字都不會寫了，曾經我一整天都是圍著焦慮打轉。但現在的我神清氣爽。我再也不用

擔心聞到大麻味的爸媽會生氣。我在學校裡也不焦慮了。胡思亂想跟疑神疑鬼……都沒了。以前我得花好多時間跟精力去排好什麼時候要抽大麻，生怕該『嗨』的時候沒『嗨』到。現在不用這麼做了真是輕鬆好多。我開始存錢了。我找到了自己清醒時會更享受的活動……像是跟家人一起做點什麼。

「醫生，我跟妳說的都是實話，我之前不覺得大麻是個問題，我真的沒看出來，但現在我不抽了，我才意識到大麻不是焦慮的解藥，而是焦慮的成因。我不間斷地抽了五年大麻，卻渾然不覺它在如何傷害我。我認真嚇了一跳。」

⋯⋯⋯⋯⋯⋯

多巴胺英文裡的 I 代表著病識感（Insight）。

我一而再再而三地在臨床治療中，也在自己的生命中，看到了只要簡簡單單地戒斷我們上癮的毒品至少四個星期，我們對自身行為的病識感就能清楚浮現。這種病識感只要是我們還在用毒的一天，就絕不可能出現。

N 是下一步的 N

隨著我與德莉拉的診療來到尾聲，我問她下個月有什麼計畫。

「所以妳怎麼打算？」我說。「妳想繼續戒斷一個月，還

是妳想再吸大麻？」

「我想保持清醒，」德莉拉說，「現在這個版本的我，再好也不過了。」

她這話的每一個字於我，都是天籟。

「但是，」她說，「我還是真的很喜歡大麻，我想念它帶給我那種創意十足的感受，還有那種可以暫時逃脫一切的感覺。我並不想徹底跟大麻一刀兩斷，我會想繼續抽大麻，但不會是之前的那種抽法。」

· · · · · · · · · · · · · · · · · ·

多巴胺英文裡的 N 代表著下一步（Next Steps）。

在病人完成了為期一個月的戒斷後，我會問他們接下來的打算。我絕大多數能撐完一個月且體驗到好處的病人都還是會回歸毒品的懷抱，只是他們也會表示想調整使用的模式。整體而言就是，他們會想減少用量。

一項在成癮醫學領域中持續發酵的爭議是，成癮過的個體能否退回到有節制而無風險的使用模式中。戒酒無名會累積了數十年的經驗，認定人在成癮後只有一個選擇，那就是堅壁清野地徹底戒斷。

但新興的證據則顯示部分曾達到成癮標準的人，特別是那些成癮的型態相對不嚴重者，確實可以在有所控制的狀態下

回歸毒品的使用。[66] 我的臨床實務也支持這樣的看法。

E 是實驗的 E

多巴胺英文裡的最後一個字母 e 所代表的，是**實驗**（Experiment）。

在這個點上，病患會在有新多巴胺設定點（爽痛平衡的水平狀態）護體、且對要如何保持該設定點胸有成竹的狀態下，重返大千世界。不論病人的目標是要繼續戒斷，或是如德莉拉所計畫的節制用毒，我都會陪他們共同謀畫該如何達成目標。經由按部就班的嘗試錯誤，我們將能釐清哪些做法有用，那些做法沒用。

要是我沒指出節制用藥的目標有其風險，特別是對有重度成癮史的人有產生反效果的可能，那就是我沒盡到專業醫師的責任，主要是經過一番戒斷後的人若回歸節制用藥，則有可能會因著所謂的**破戒效應**而出現用藥量驟增的情形。[67]

66　Mark B. Sobell and Linda C. Sobell, "Controlled Drinking after 25 Years: How Important Was the Great Debate?," *Addiction* 90, no. 9 (1995): 1149–53. Linda C. Sobell, John A. Cunningham, and Mark B. Sobell, "Recovery from Alcohol Problems with and without Treatment: Prevalence in Two Population Surveys," *American Journal of Public Health* 86, no. 7 (1996): 966–72.

67　Roelof Eikelboom and Randelle Hewitt, "Intermittent Access to a Sucrose Solution for Rats Causes Long-Term Increases in Consumption," *Physiology and Behavior* 165 (2016): 77–85, https://doi.org/10.1016/j.physbeh.2016.07.002.

　　顯示有成癮基因傾向的老鼠會在兩到四週的酒精戒斷後對第一次接觸到的酒精卯起來攝取，並自此維持重度的使用，一副好像牠們從未戒斷過的感覺一樣。[68] 經過觀察，一個類似的現象也出現在暴露於高卡路里食物且對其欲罷不能的老鼠身上。這種效應在較無強迫性消費基因傾向的老鼠身上會顯得較弱。

　　動物研究尚且不甚清楚的是，這種戒斷後的報復性用藥是否是有熱量之毒品（食物與酒精等）的專屬現象，是否不含熱量之毒品如古柯鹼就不會有這種現象，還有是否老鼠自身的基因傾向才是報復性用藥的幕後推手。

　　即便當節制用藥有可行性的時候，我的許多病患也表示這麼撐著太累了。最終他們寧可選擇長期戒斷。

　　但對食物上癮的病患又如何呢？對手機上癮呢？那些沒辦法把水龍頭徹底扭緊的毒品呢？

　　節制用藥要如何個節制法，在現代人生活中已經是個愈來愈重要的問題，原因是高多巴胺的商品已經無所不在到讓我們表面上未達成癮的標準，但其實在強迫性過度消費的面前毫無抵抗力。

　　再者，隨著智慧手機等數位毒品滲透我們的生活，想清

68　Valentina Vengeliene, Ainhoa Bilbao, and Rainer Spanagel, "The Alcohol Deprivation Effect Model for Studying Relapse Behavior: A Comparison between Rats and Mice," *Alcohol* 48, no. 3 (2014): 313–20, https://doi.org/10.1016/j.alcohol.2014.03.002.

楚該如何節制這類消費，不論是對我們自身或是對我們的孩子，都已經是急需解決的問題。為了達到這個目標，我之後會分門別類地介紹各種「自縛」策略。

惟在探討自縛的課題之前，還是先讓我們一起來檢視多巴胺齋戒的各個步驟，須知這麼做的終極目的就是要回復爽痛天秤到水平狀態（也就是人體的恆定狀態），並讓我們重拾以各種形式體驗愉悅的能力。

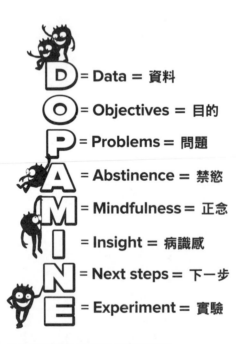

【圖 15】多巴胺 DOPAMINE 說文解字

第五章

空間、時間與意義

　　二〇一七年的秋天，在從強迫性的性成癮行為中戒斷達一年之後，傑可布復發了。這年他六十五歲。

　　觸動他復發的因素是返鄉去看他家人的東歐之旅，至於讓事情更加複雜的則是他現任妻子跟第一任婚姻子女間的緊張關係——金錢還有誰能分到什麼都是舊調重彈的老問題。

　　為期三週的東歐之旅才進行了兩週，他的孩子就爆氣了，原因是他沒有照他們的意思給錢。他的妻子也很不滿意，理由是他竟然還真的在考慮要給孩子錢。他誰也不想得罪，但結果就是把所有人都得罪了。

　　他從海外捎了電郵給我，讓我知道他的狀況不好。他當時還沒有復發，但也差不多了。我透過電話給了他一些緊急處理，並叫他一回國就立刻來看診。他在返國一週後來找了我，但為時已晚。

　　「讓我的癮頭又發作的是飯店房間裡的電視。」他對我說。「我想看美國公開賽。我躺在床上不斷地轉台，感覺很是沮喪，我心想著我的家人、我的太太還有所有人，都生我的氣，然後我看到電視上有一個裸女。在我打開電視之前，其實狀況還可以。我並沒有感覺到什麼衝動。我最大的錯誤就是打開電視，那讓我回想起自己的那些老習慣，一想就停不下來。」

　　「後來怎麼了？」

　　「我回到家是禮拜二，但我沒有去上班。我在家裡待著看YouTube。我看到身體彩繪……一堆人光溜溜地在那邊你畫我

我畫你。那是一種藝術吧，我想。禮拜三我實在是忍不住了。我出門去買了組裝機器需要的各種零件。」

「你的電子刺激器嗎？」

「對，」他看起來很難過，而且不大敢看我的眼睛。「問題是你一旦開始了，你就可以維持狂喜很長一段時間。那就像身處於恍惚之中，而且你會大大鬆一口氣。我腦子裡完全沒了其他的念頭。我一口氣進行了二十個小時都沒停。我週三一整天從早做到晚。星期四早上，我把機器的零件給丟到垃圾桶，回去上了班。禮拜五早上我把零件從垃圾桶撿了回來，修好了機器，然後又用了一整天。星期五晚上我打電話給我的贊助人，然後去參加了週六的戒除性成癮無名會（性成癮版的戒酒無名會）。星期天我把零件從垃圾桶又翻了出來重組，然後又開始使用機器。接著在禮拜一也用了，我想要踩煞車，但我辦不到。我該怎麼辦才好？」

「把機器跟多的零件打包好，」我跟他說，「丟進垃圾桶。然後把垃圾袋綁起來送到垃圾堆放處或其他你拿不回來的地方。」他點頭表示同意。「然後再遇到有想法或衝動想用機器的時候，就跪下禱告。禱告就對了。請上帝拉你一把，但就是要跪著。這點很重要。」

我集合了俗世與形而上的手段，雙管齊下地指引他。只要對他有用，再高尚或再下作的手段都在我的考慮之列。叫他禱告其實打破了不成文的規定，這想也知道，精神科醫師不語

怪力亂神。但我相信的不是神，而是「相信」的力量。我的直覺告訴我訴諸上帝可以讓傑可布產生共鳴，畢竟他從小是被當成羅馬天主教徒在養。

叫他雙膝跪地是要讓他感覺到痛，痛可以打斷他內心要他去用機器自慰的衝動。也可能是我看出了他內心有種要把順從化爲行動的需求。

「禱告完後，」我說，「請起身去打給你的戒除會贊助人。」他又點了點頭。

「喔，還有，原諒自己，傑可布。你不是個壞人。你只是有問題需要解決，我們每個人都有自己的問題要解決。」

. . . .

如果要用一個詞去形容傑可布把自慰機器丟掉的舉動，那就是**自縛**。[69] 自縛指的是我們刻意並主動去設置自身與毒品

69　我首次看到自縛這個詞是在莎莉・薩泰爾（Sally Satel）與史考特・O・李里恩費爾德（Scott O. Lilienfeld）的這篇文章中——Sally Satel and Scott O. Lilienfeld, "Addiction and the Brain-Disease Fallacy," *Frontiers in Psychiatry* 4 (March 2014): 1–11, https://doi.org/10.3389/fpsyt.2013.00141. 我崇拜薩泰爾教授已經有段時間，而她在這裡是用自縛去強調「個人能動性在永久化用毒與復發循環中扮演的巨大角色」。惟我不同意這篇文章的基本前提，那就是我們的自縛能力可以抗拒毒癮的疾病模式。對我來說，我們對自縛的需求就已經反映了成癮的強大拉力，以及大腦所相應產生的改變，而這都符合成癮的疾病模式。經濟學者湯瑪斯・謝林（Thomas Schelling）也提到過自縛的概念，但他稱之爲「自我管理」與「自我命令」: "Self-Command in Practice, in Policy, and in a Theory of Rational Choice," *American Economic Review* 74, no. 2 (1984): 1–11, https://econpapers.repec.org/article/aeaaecrev/v_3a74_3ay_3a1984_3ai_3a2_3ap_3a1-11.htm. https://doi.org/10.2307/1816322.

之間的障礙物，爲的是降低我們強迫性過度消費的嚴重程度。自縛的本體並不是一種意志力的展現，雖然個體的能動性確實在當中扮演了某種角色。眞要說，自縛等於是公開承認了當事人的意志力不足。

　　想創造出有效的自縛，其首要關鍵就在於承認我們在強大癮頭的迫力面前像被下了咒，自主性會不斷流失，所以我們才要趁還有一點自主性殘存，趕緊把自己綁起來。

　　要是等確切感受到想用毒的衝動，求爽與／或避痛的本能反射就會扯住我們，讓我們徹底失去抵抗力。一旦我們落入慾望的股掌中，事情就完全沒有我們說話的空間了。

　　只要在自己與毒品之間設下具體的障礙，我們就等於成功在慾望與行動之間按下了暫停鍵。

　　再者，自縛已經成爲現代人的必需品。外部的規定與限制就像香菸售價裡的健康捐，像喝酒的年齡限制，也像禁止持有古柯鹼的法律。這些東西固然有其必要，但在這麼個高多巴胺商品愈來愈多樣，取得這些商品的管道多不勝數的世界裡，光靠這些外部限制孤軍奮戰絕打不了勝仗。

　　我聽病人跟我說他們的自縛策略，已經好幾年了。從某個點上我開始把聽到的東西記錄下來。我把從某些病人那兒聽到的招數拿來改裝一下，再拿去推薦給另外一些病人，像我叫傑可布把機器扔到他拿不回來的地方，就是從別的病人處得到的靈感。

　　我會問病人一個問題：「你會用什麼樣的障礙，去阻止自己輕易取得毒品？」甚至我自己也會在日常生活裡把自縛用在自己身上，藉以管理我自身的強迫性過度消費問題。

　　自縛可以大致分成三種：物理式自縛（空間類）、限時式自縛（時間類），還有分類式自縛（意義類）。

　　如你會在後續的說明中發現，自縛本身並不具備故障保險的特性，特別是對重度成癮者而言。自縛也會失敗，也會在失敗時對使用者造成危險。自縛同樣會不敵自欺欺人、說話不算話，還有科學的誤用。

　　但它總歸是一個很好而且有其必要的出發點。

物理式自縛

　　在其從特洛伊戰爭返鄉的途中，等待著荷馬史詩英雄奧德修斯的是許多凶險，而這當中的頭一樣就是賽倫這種一半是女人、一半是鳥類的妖怪，其令人迷醉的歌聲會誘惑水手觸礁於鄰近的島嶼而不幸身亡。

　　水手想安全通過賽倫盤據的水域而毫髮無傷，只有一個辦法，那就是對賽倫的歌聲充耳不聞。奧德修斯下令讓他的水手以蜂蠟封住耳洞，然後把他綁在帆船的桅杆上。他下令要是自己哀求獲得釋放或嘗試掙脫，就把他綁得更緊一點。

　　正如這則知名的希臘神話所顯示的，自縛的其中一種型

態就是創造出字面意義上的物理障礙與／或地理上的距離，擋
在我們與毒品之間。病人與我分享過的一些實例包括：「我會
拔掉電視機的插頭，將之收到櫃子裡」、「我放逐了我的遊戲主
機到車庫裡」、「我從此不再使用信用卡，買東西只花現金」、
「我會事前致電飯店，請他們把迷你小冰箱收掉」、「我會事前
致電飯店，請他們把迷你小冰箱跟電視機都收掉」、「我會把
iPad 放進美國銀行的保險箱」。

　　我的病人奧斯卡是個年近八旬且有著一副學者心靈，身
形圓滾滾的男人。他聲如洪鐘且超愛自言自語，愛到團體治療
裡只要有他在，就會被搞得一團亂，而這也導致他被排除在團
體治療之外。他不論是在書房裡工作、在車庫裡敲敲打打，還
是在庭院裡練習推桿，都有一邊酗酒的習慣。

　　透過嘗試錯誤，他學會了一件事，那就是想要避免自己
的酗酒行為，他必須讓家中找不到一滴酒精，任何酒類被帶進
家門，都得被鎖進只有他妻子有鑰匙的檔案櫃。而事實證明這
個辦法是有效的，他得以多年來滴酒不沾。

　　但我要警告大家的是自縛並非萬無一失。有時候這些障
礙反而變成在邀請當事人去自我挑戰。解決謎題才能得到毒品
會更添毒品的吸引力。

　　有一天，奧斯卡的太太在出城前把一瓶高價的名酒鎖進
檔案櫃，然後把鑰匙一起帶了出門。結果她不在家的頭一個晚
上，奧斯卡就動起了這瓶酒的歪腦筋。想喝到酒的心情就像一

枚異物，十分有存在感地卡在他的意識裡。他的感覺還不到痛苦，只是有點煩人。「**我就去瞄一眼，確定它鎖得好好的就好。確定沒戲我就不會再胡思亂想了。**」他這麼告訴自己。

　　他走進妻子的書房，拉拉看抽屜。讓他沒想到的是抽屜露出了半吋的縫隙，他不難看見那瓶酒就亭亭玉立地站在檔案之間。那縫沒有大到能讓他把酒拿出來，但已經能讓他看見軟木塞在咫尺之處向他招手。

　　他站在那兒，整整瞪著黑洞般的抽屜長達一分鐘之久，滿腦子都是那瓶酒。他有一部分的自己想要把抽屜關好。但也有一部分的他沒辦法把視線移開。然後他腦子裡有某樣東西喀答一聲，讓他下定了決心——或者你也可以說他是停止了猶豫不決。總之他動了起來。

　　他衝到車庫拿來了工具箱，然後開始動手。他用上了各式各樣的工具想拆卸鎖頭並打開抽屜，並使出了雷射般的專注力與決心。但不論如何他還是開不了抽屜，他試遍了各種工具，但就是打不開。

　　只是就在此時他突然恍然大悟，謎題就像繩結一樣鬆開在他的指間。「**真是的，我剛剛怎麼都沒有想到？明明答案就擺在眼前。**」

　　他坐正了身體。現在不需要趕了。他的目標已經唾手可及。他靜靜地把工具都收起來，只留下一樣。那就是他的長柄鉗。他用長柄鉗拉起了軟木塞，輕輕地把軟木塞跟鉗子置於桌

面，然後去廚房取得了他破關之路上的最後一塊拼圖：一根長吸管。

奧斯卡家的檔案櫃所做不到的，新式的裝置如 kSafe 廚房保險箱或許就做得到。大約麵包盒大小且用強化透明塑膠製成的 kSafe 保險箱適用從餅乾到 iPhone 再到鴉片類藥物的各種物品。只消在轉盤鎖上一扭，你就可以把這保險箱鎖上並加上定時設定。只要定時器一啓動，你就不可能繞過鎖頭，也不可能突破強化塑膠了，一切都要等時間到了再說。

．．．．．．．．．．．．．．．．．

物理式自縛，現在去跟你家附近的藥劑師買就行。與其把毒品鎖在檔案櫃中，我們現在可以在分子的層次上上鎖。

我們現在有種叫納曲酮的藥物可用來治療酒精與類鴉片類藥物成癮，同時也可以用在對賭博、暴飲暴食、購物等行爲上癮的人身上。納曲酮可以阻斷人體內的鴉片類接受器，進而降低各類獎勵行爲的增強效應。

我有過病人回報說他用納曲酮徹底或幾乎戒斷了酒精的癮頭。對於苦於這個問題幾十年之久的病患來講，能夠做到滴酒不沾或能像「正常人」（normal people）一樣適量喝酒，會讓他們感覺來到了一片新天地。

因爲納曲酮會阻斷我們內生性鴉片系統，所以有人很合理地懷疑這藥物是否會誘發人的憂鬱。目前並沒有可靠的證據

能證明這一點，但我確實偶爾會遇到病人表示納曲酮讓他們的愉悅感完全躺平。

有一名病人跟我說：「納曲酮幫助我克服了酗酒，但我卻因此吃不出培根的美味，感受不到沖熱水澡的痛快，也體驗不到長跑後的快感了。」我們為此共同想出的辦法是讓他在進入有酗酒風險的情境前半小時才服藥，比方說酒吧特價的「歡樂時光」。[70]這種有需要時才服藥的策略讓他得以既喝酒不過量，又可以繼續享受培根的美味。

二〇一四年夏天，我的一個學生與我前往中國訪問在新醫院（化名）尋求海洛因戒癮的病患。新醫院是北京一間自行成立且未接受政府資金贊助的戒癮醫院。[71]

其中一名三十八歲的男性對我們描述了在來到新醫院前，他是如何曾接受過「戒癮手術」，手術內容包括把長效型納曲酮植入體嵌入病患體內，藉此來阻斷海洛因的效果。

70　J. D. Sinclair, "Evidence about the Use of Naltrexone and for Different Ways of Using It in the Treatment of Alcoholism," *Alcohol and Alcoholism* 36, no. 1 (2001): 2–10, https://doi.org/10.1093/alcalc/36.1.2.

71　Anna Lembke and Niushen Zhang, "A Qualitative Study of Treatment-Seeking Heroin Users in Contemporary China," *Addiction Science & Clinical Practice* 10, no. 23 (2015), https://doi.org/10.1186/s13722-015-0044-3.

「二〇〇七那年，」他說，「我去武漢接受了手術。我爸媽付了手術費，讓我非去不可。我不確定外科醫師們都做了些什麼，但我可以告訴你們的是那手術沒有效果。在手術後我還是繼續注射海洛因。雖然我已經得不到原本的快感，但我還是繼續這麼做，因為注射已經是我的習慣了。接下來的六個月我就過著每天打針但沒有感覺的日子。我並沒有想要停止的念頭，因為買海洛因的錢我還有。就這樣又過了半年，海洛因帶來的快感恢復了。所以我現在才會來到這裡，我希望這裡會有更能幫助到我的療法。」

這個小故事說明了少了病識感、理解與改變行為的意願，光靠藥物治療是沒有用的。

另外一種被用來治療酒精成癮的藥物是戒酒硫，可以打斷酒精的新陳代謝，導致人體內開始累積乙醛，而乙醛又會造成嚴重的潮紅反應、噁心、嘔吐、高血壓與整體的不適感。

每天服用的戒酒硫對打算戒酒的人而言是有效的阻斷劑，尤其對那些一早醒來充滿幹勁但到了晚上就會開始動搖的人來說，戒酒硫更是他們的好朋友。事實證明意志力作為一種資源，對人類而言並非取之不盡用之不竭。意志力更像是一種肌肉，用久了就會累。

如一名病人所言：「有了戒酒硫，我一天就只需要下定一次決心，要是沒有戒酒硫，我就得整天都在下決心。」

以東亞人為主的某些人具有一種基因突變，會造成他們

在未服用戒酒硫的狀態下，就對酒精產生類戒酒硫反應。[72] 這些個體歷來的酗酒率就是比較低。

值得注意的是在近幾十年來，東亞國家的酒精消費量成長已經造成了這些「天選之人」的酗酒率提高。科學家現正發現有上述突變的人若照喝不誤，則他們罹患與酒精相關之癌症的風險會高於一般人。

一如所有的自縛選項，戒酒硫也不是萬無一失。我的病人阿諾已經灌了幾十年的酒，而且這個毛病在他大中風一次且失去了一部分的額葉功能後，還變得更加嚴重了。他的心臟科醫師告訴他說他必須在戒酒跟死亡之間二選一。這可不是開玩笑的。

我給阿諾開了戒酒硫，跟他說一旦吃了這藥，喝酒就會變成很難過。為了確保阿諾吃藥，他太太會負責每天早上把藥拿給他，並在事後檢查他的口腔，確定他有把藥給吞下。

有天他太太因故不在家，阿諾跑到烈酒店買了一瓶俗稱「五分之一」的威士忌（譯注：指五分之一美國液態加侖，一美國加侖大約三點八公升，所以一瓶五分之一加侖的烈酒大約是七百六十

72　Jeffrey S. Chang, Jenn Ren Hsiao, and Che Hong Chen, "ALDH2 Polymorphism and Alcohol-Related Cancers in Asians: A Public Health Perspective," *Journal of Biomedical Science* 24, no. 19 (2017): 1–10, https://doi.org/10.1186/s12929-017-0327-y.

毫升），然後將之喝得一乾二淨。等他太太回家發現醉醺醺的他，她最想不通的是爲什麼戒酒硫沒有讓他噁心想吐。她眼前的阿諾只是醉，並沒有不舒服。

隔天酒醒後的阿諾才老實承認，他此前的三天都沒有把藥丸吞下肚，而是將之卡在他缺牙的縫隙中。

....

其他類型的物理式自縛則牽涉到在解剖結構的層面上改變身體；比方說以減重爲目的的胃束帶手術、袖狀胃切除術與胃繞道手術。

這些外科手術可以有效創造出較小的胃袋，並（或）繞過人腸道中吸收熱量的主要段落。胃束帶就是在胃上面加一圈束縛，使其容量變小，但毋須切除胃部跟小腸的任何部分。袖狀胃切除術是以外科切除手段讓胃部變小。胃繞道手術是讓小腸繞過胃部跟十二指腸這兩個吸收營養的重鎮。

我的病人艾蜜莉在二○一四年接受了胃繞道手術，這使她得以在一年內從兩百五十磅瘦到一百一十五磅。沒有其他的干預手段——至少沒有她試過的一切手段——能這樣讓她瘦下來。艾蜜莉並非個案。減重手術已經證實是介入肥胖的有效手段，尤其是在其他所有辦法都無能爲力後。只不過減重手術也不是萬靈丹，至少不是沒有副作用的萬靈丹。

每四個接受胃繞道手術的病患就有一個人會產生酒精成

癮的新問題 [73]，像動完手術後的艾蜜莉就沒能倖免，而這背後的理由不只一種。

多數肥胖者都有其底層的食物成癮問題，而這一點並不是手術可以徹底根治的。鮮少有人能在手術後也獲致能幫助他們改變飲食習慣的行為與心理干預，所以說他們往往會在手術後重拾不健康的飲食模式，進而慢慢又把胃袋撐大，甚至導致醫學上的併發症，而其最終的下場就是重返手術台。若吃東西的路被堵死，他們不少人就會改吸另外一種毒品，比方說酒精。

再者，手術會改變酒精的代謝方式，造成酒精的吸收率升高。少了正常大小的胃部意謂著酒精會幾乎在第一時間就被吸收到血流中，跳過了原本該出現在胃部的「首過效應」（譯注：指某些成分在未被吸收進入血流之前會先在腸胃黏膜和肝臟處被代謝，因此使進入血液循環的量減少的現象，也稱第一關卡效應），由此病患會醉得比一般人快，也比一般人久，因為那幾乎就等於他們用酒精在打點滴一樣。

73　Magdalena Plecka Östlund, Olof Backman, Richard Marsk, Dag Stockeld, Jesper Lagergren, Finn Rasmussen, and Erik Näslund, "Increased Admission for Alcohol Dependence after Gastric Bypass Surgery Compared with Restrictive Bariatric Surgery," *JAMA Surgery* 148, no. 4 (2013): 374–77, https://doi.org/10.1001/jamasurg.2013.700.

　　對於可以改善眾人健康的醫學干預手段，我們自當給予掌聲，但我們必須靠改變內臟大小與形狀來調整食量的這項事實，不啻已經是人類消費史上的一個里程碑兼轉捩點。

....

　　從讓我們看得到喝不到的保險箱，到阻斷我們鴉片類接受器的藥物，再到縮小我們胃袋的外科手術，物理式自縛已經遍布現代人的生活，而這也凸顯了我們對多巴胺煞車的需求是如何在一天天地成長。

　　對我來說，當電子書方便到一個程度，我就會更容易在幻想裡流連忘返，導致我想停卻停不下來，該停也停不下來。我處理掉了我的 Kindle 閱讀器，也就處理掉了它背後載之不盡讀之不竭的情慾文字。果然沒了它的我更能在甜膩的言情小說面前保持理智，因為光是要去圖書館借書或去書店買書，就有可能讓我因為嫌麻煩而放棄。

限時式自縛

　　另外一個類型的自縛是使用時間與終點線來發揮作用。

　　透過限制消費在一天、一週、一個月或一年當中的特定時間，我們就能縮小消費的時間窗口並進而減少毒品的用量。比方說我們可以跟自己說我們只能在假日、週末、週四之後、

晚上五點之後等特定時間消費某樣東西，這樣減少用量的效果就出來了。

有時候我們受限的不是絕對的時間本身，而是根據里程碑或成就來拘束自己。我們可以等到生日、等到作業寫完，等到拿到學位，或等升了官再來做某件事情。等拿出耐性等待過了，或當我們衝過了某條自定的終點線，毒品就可以是我們的獎勵。

神經科學家艾哈邁德（S. H. Ahmed）與喬治‧庫柏證實了每天有六小時可以海洛因吃到飽的老鼠，會慢慢增加牠們按壓槓桿的次數到累垮為止，甚至是「至死方休」。在放寬的取用條件下（六小時）增加自我施打毒品的頻率，是在甲基安非他命[74]、尼古丁[75]、海洛因[76]與酒

---

[74] Jason L. Rogers, Silvia De Santis, and Ronald E. See, "Extended Methamphetamine Self-Administration Enhances Reinstatement of Drug Seeking and Impairs Novel Object Recognition in Rats," *Psychopharmacology* 199, no. 4 (2008): 615–24, https://doi.org/10.1007/s00213-008-1187-7.

[75] Laura E. O'Dell, Scott A. Chen, Ron T. Smith, Sheila E. Specio, Robert L. Balster, Neil E. Paterson, Athina Markou, et al., "Extended Access to Nicotine Self-Administration Leads to Dependence: Circadian Measures, Withdrawal Measures, and Extinction Behavior in Rats," *Journal of Pharmacology and Experimental Therapeutics* 320, no. 1 (2007): 180–93, https://doi.org/10.1124/jpet.106.105270.

[76] Scott A. Chen, Laura E. O'Dell, Michael E. Hoefer, Thomas N. Greenwell, Eric P. Zorrilla, and George F. Koob, "Unlimited Access to Heroin Self-Administration: Independent Motivational Markers of Opiate Dependence," *Neuropsychopharmacology* 31, no. 12 (2006): 2692–707, https://doi.org/10.1038/sj.npp.1301008.

精[77]等毒品上都能觀察到的事情。

　　然而，每天只能取用古柯鹼一小時的老鼠則會連著許多天保持穩定的用量。[78]具體來講牠們不會逐日增加在單位時間內按壓給藥槓桿的次數。

　　這一研究顯示透過限制毒品的消費到一個較窄的時間窗口內，我們或可節制毒品的總用量，或防止我們因為無限供應而表現出強迫性使用或用量一路飆高的現象。

．．．．．．．．．．．．．．．．．

　　比方說光是追蹤我們花了多少時間在消費毒品上，包括為智慧手機的使用計時，都有助於我們意識到自己的狀況並加以節制。一旦我們能有意識地運用我們用毒的時間長短等客觀事實，我們就較不至於自欺欺人，也就較有可能採取行動。

　　只不過這一套做法也不是不可能在短時間內變得窒礙難行，主要是我們一旦開始追逐起多巴胺，時間觀念就可能會在

77　extended access...alcohol: Marcia Spoelder, Peter Hesseling, Annemarie M. Baars, José G. Lozeman-van't Klooster, Marthe D. Rotte, Louk J. M. J. Vanderschuren, and Heidi M. B. Lesscher, "Individual Variation in Alcohol Intake Predicts Reinforcement, Motivation, and Compulsive Alcohol Use in Rats," *Alcoholism: Clinical and Experimental Research* 39, no. 12 (2015): 2427–37, https://doi.org/10.1111/acer.12891.

78　Serge H. Ahmed and George F. Koob, "Transition from Moderate to Excessive Drug Intake: Change in Hedonic Set Point," *Science* 282, no. 5387 (1998): 298–300, https://doi.org/10.1126/science.282.5387.298.

不知不覺中愈變愈模糊。

　　有病人跟我說過他每次用安非他命，都會同時告訴自己時間不要緊。他會覺得自己可以在事後神不知鬼不覺地把中斷的時間「縫回去」。聽他這樣講，我腦海中就浮現出一個畫面是他人漂浮在夜空中，宛若一個壯觀的星座，手裡拿著針線在縫合時空。

　　高多巴胺的商品會擾亂我們延後滿足慾望的能力，這是一個被稱為「延遲折扣」的現象。

　　所謂延遲折扣，指的是獎勵的價值，會隨著我們必須等待的時間變長而開始下降。我們多數人都寧可今天拿到二十塊錢而不想多等一年。我們過度看重短期兌現之獎勵的傾向會受到許多因素的影響，如對有形毒品與無形行為的成癮性就是其中一項。

　　行為經濟學者安妮‧林恩‧布雷特維爾—贊臣（Anne Line Bretteville-Jensen）的團隊比較了海洛因與安非他命的現役使用者與前使用者的延遲折扣現象，另外他們也比較了性別、年齡、教育程度等條件都與前兩組一樣的控制組。學者們請受試者想像他們手握一張中獎的樂透彩券，價值十萬挪威克朗，約當一萬四千六百美元。[79]

79　Anne L. Bretteville-Jensen, "Addiction and Discounting," *Journal of Health Economics* 18, no. 4 (1999): 393–407, https://doi.org/10.1016/ S0167-6296(98)00057-5.

　　他們接著請受試者他們二選一，看他們是想現領較低的
金額（不到十萬克朗），還是想在一週後領好領滿，結果現役
的毒品使用者有兩成說他們要現領，金額少一點也沒關係。同
樣這麼回答的前使用者只有百分之四，不吸毒的控制組更只低
到有百分之二。

　　抽菸的人比背景相同的控制組更願意接受打折的財務獎
勵（亦即他們覺得等待期會降低獎勵的價值）。他們菸抽得
愈兇，消耗的尼古丁愈多，他們針對未來獎勵打的折扣就愈
重。[80] 這些發現同時適用假設性跟現實中的金錢獎勵。

　　成癮研究者華倫・K・比克（Warren K. Bickel）與同事請
鴉片類成癮的實驗組與健康的控制組去補完一個故事，而這個
故事的開頭是：「覺醒之後，比爾開始思考起他的未來。整體
而言，他打算要⋯⋯」

　　鴉片類成癮的受試者在故事中提到的未來，平均長度是
九天。健康控制組的未來長度則平均有四點七年。這麼大的差
別凸顯了在成癮性毒品的作用下，我們的「時間視野」會嚴重

80　Warren K. Bickel, Benjamin P. Kowal, and Kirstin M. Gatchalian,
　　"Understanding Addiction as a Pathology of Temporal Horizon," *Behavior
　　Analyst Today* 7, no. 1 (2006): 32–47, https://doi.org/10.1037/h0100148.

縮水。[81]

相反地當我問起病患：他們決定展開戒癮的關鍵是什麼，他們會講出一個很有「遠見」的答案。一名吸了一整年海洛因的病患跟我說：「我突然意會到我已經吸了一年海洛因，而我心想要是我現在不喊停，搞不好我會就這樣吸毒吸一輩子。」

將反思的目標從當下拉長爲一生，讓這名年輕人得以更準確地去檢視他的日常行爲。德莉拉做的也是同樣的事情。她之所以願意戒斷大麻四週，就是因爲她不敢想像自己十年後還在呼麻。

在今天這個多巴胺藏量豐富的生態系裡頭，我們早已都把當下的滿足視爲理所當然。我們想買什麼，隔天東西就已經擺在家門口。我們想知道什麼，下一秒答案就出現在螢幕上。我們是不是已經失去了解謎的能力，失去了在尋找答案過程中的受挫力，也失去了想要什麼東西就得等的耐性？

神經科學家山謬爾‧麥可盧爾（Samuel McClure）與同事檢視了在選擇立即性或延遲性獎勵之時，大腦中是哪些部位參與了運作，結果他們發現當受試者選擇立即性的獎勵時，大腦

81　Nancy M. Petry, Warren K. Bickel, and Martha Arnett, "Shortened Time Horizons and Insensitivity to Future Consequences in Heroin Addicts," *Addiction* 93, no. 5 (1998): 729–38, https://doi.org/10.1046/j.1360-0443.1998.9357298.x.

中的情緒與獎勵處理部門就會亮起。[82] 而當受試者選擇延後獎
勵之時，大腦中負責進行規畫與抽象思考的前額葉皮層就會變
得活躍。

　　這顯示的是現代人全都有前額葉皮層萎縮的問題，至於
大腦中的獎勵路徑，則已經成了推動我們日常生活的主宰。

　　高多巴胺商品的攝取，並不是造成延遲折扣的唯一因素。

　　比方說，有些人在資源匱乏的環境下長大，且生活中不
斷有事情讓他們聯想到死亡，這樣的人就會傾向於看重立即性
的獎勵甚於看重延遲性的獎勵，而跟他們相反的就是那些從小
相對養尊處優的人。巴西棚屋區（貧民窟）裡的年輕人比起
同齡的巴西大學生，前者會把未來的獎勵打上一個更大的折
扣。[83]

　　所以說貧窮是成癮性的危險因子也就說得通了，尤其我
們活在一個多巴胺便宜又大碗的世上，不是嗎？

. . . .

82　Samuel M. McClure, David I. Laibson, George Loewenstein, and Jonathan D. Cohen, "Separate Neural Systems Value Immediate and Delayed Monetary Rewards," *Science* 306, no. 5695 (2004): 503–7, https://doi.org/10.1126/science.1100907.

83　Dandara Ramos, Tânia Victor, Maria L. Seidl-de-Moura, and Martin Daly, "Future Discounting by Slum-Dwelling Youth versus University Students in Rio de Janeiro," *Journal of Research on Adolescence* 23, no. 1 (2013): 95–102, https://doi.org/10.1111/j.1532-7795.2012.00796.x.

　　強迫性過度消費的另外一個成因是現代人的休閒時間愈來愈長，無聊的機會也愈來愈多。

　　農業、製造業、家務等原本很花時間或勞力密集的事務在經過機械化的洗禮後，我們每天的平均工時已經不如往日長，而多出來的都是我們的休閒時間。

　　南北戰爭（一八六一―一八六五）前夕的美國普通勞工不論從事的是農業或工業，其典型的作息都是每天工作十到十二小時，每週工作六天半，每年工作五十一個禮拜，每天花不到兩小時在休閒。以女性移民為主的部分勞工會每天工作十三個小時，每週工作六天。剩下的其他人過的是奴隸的生活。

　　相對之下，今日美國的勞動市場即景則是勞工的每週休閒時間在一九六五與二〇〇三年之間增加了五點一個小時，每年合計增加兩百七十小時。[84] 預估到了二〇四〇年美國人典型的日均休閒時間會達到七點二小時，日均工作時間則將只剩下三點八小時。其他富國也差不多是這樣的數據。[85]

　　單看美國，不同族群的休閒時間會因教育程度與社經地

84　Robert William Fogel, *The Fourth Great Awakening and the Future of Egalitarianism* (Chicago: University of Chicago Press, 2000). 這些關於美國之閒暇與工作的資料出自 Fogel 教授的著作。他在著作中針對美國近四百年來的經濟、社會與精神變革進行了令人讚嘆的分析。

85　OECD, "Special Focus: Measuring Leisure in OECD Countries," in *Society at a Glance 2009: OECD Social Indicators* (Paris: OECD Publishing, 2009), https://doi.org/10.1787/soc_glance-2008-en.

位而異，但這種差異可能會跟你想的不大一樣。[86]

　　回到一九六五年，美國人不分教育程度高低都能享有長度相去不遠的休閒時間。時至今天，生活在美國的成年人若無高中文憑，則其休閒時間會比學歷在大學或以上的美國人長百分之四十二，其中最大的差別發生在週間。這有很大的比重是因爲沒有大學學歷者的不充分就業（譯注：就報酬或工時而言，沒有徹底發揮勞工潛力的就業型態，與失業並不相同）。

　　多巴胺的消費不只能填滿（不充分就業所產生的）多餘休閒時間，這還已經成爲了很多人不加入社會勞動力的一項原因。

　　經濟學家馬克・阿吉亞爾（Mark Aguiar）與同事在一篇〈年輕人的休閒奢侈品與勞動力供應〉（譯注：休閒奢侈品是指投入時間的邊際效益不太會下降，所以對整體休閒時間的變動反應特別大的休閒活動，像電玩就是典型的例子）的文章中很切題地寫到：「二十一到三十歲的年輕人在近十五年來的工時降幅要大於他們的前輩。自二〇〇四年以來，時間使用的資料顯示年輕人明顯將他們的休閒移往電玩等娛樂性電腦活動上。」[87]

86　David R. Francis, "Why High Earners Work Longer Hours," National Bureau of Economic Research digest, September 2020, http://www.nber.org/digest/jul06/w11895.html.

87　Mark Aguiar, Mark Bils, Kerwin K. Charles, and Erik Hurst, "Leisure Luxuries and the Labor Supply of Young Men," National Bureau of Economic Research working paper, June 2017, https://doi.org/10.3386/w23552.

作家艾瑞克‧J‧伊恩內利（Eric J. Iannelli）簡要地提到了他自身的成癮歷史如下：

在恍如隔世的多年以前，有個朋友跟我説過：「你的整個存在可以被簡化爲三階段的循環：一、喝得爛醉；二、搞砸正事；三、災害控管。」我跟他認識還沒多久，頂多就兩個月吧，但他已經看多了我平日是如何喝酒喝到斷片，而那正是成癮者自循環漩渦的一大特色。這讓他看破了我的手腳。他一邊苦笑，一邊接著往下進行更廣泛——我在想也是半開玩笑——的推理，那就是成癮者是百無聊賴且欲求不滿的問題解決玩家。[88] 他們之所以本能地創造出很多胡迪尼式的危機然後再設法讓自己脱身，是因爲他們生活中找不到其他的挑戰。毒品成了他們挑戰成功時的獎勵，也是他們失敗時的慰藉。

．．．．．．．．．．．．．．．．．

我第一次見到穆罕默德時，他是標準的口若懸河。他的

88　Eric J. Iannelli, "Species of Madness," *Times Literary Supplement,* September 22, 2017.

三寸不爛之舌快到腦子都快跟不上，而他腦子裡的點子可謂源源不絕。

「我在想我可能有一點成癮問題，」他說。我當場喜歡上他了。

操著十分標準但就是帶著點中東口音的他，跟我說了他的故事。

出身中東的他在二○○七年來到美國求學，念的是數學跟工程。在他的母國中，任何一種毒癮都會招致嚴厲的懲罰。

抵達美國之後的他發現自己可以恣意用毒品自娛而不用擔心受怕，一整個感覺十分解放。一開始他規定自己只有週末可以吸毒跟喝酒，但不到一年他就開始天天呼麻，而他的成績與人際關係也為此付出了代價。

他跟自己說：「**我暫時不抽了，除非我能先大學畢業、申請到碩士，然後拿到博士班的獎學金。**」

說到做到的他果然停止了呼麻的習慣，並在此期間念完了史丹佛的機械工程碩士，還拿到了博士班的獎學金。等重拾大麻時，他立誓絕不在週末以外的時間破戒。

但博班念了一年後，他開始天天呼麻，到了博二尾聲，他又給自己訂了新的規矩：「**有正事要忙的時候抽十毫克的大麻捲菸，沒事的時候抽三十毫克的大麻捲菸，至於三百毫克的大麻捲菸只留給可以『嗨』成一攤爛肉……的特殊場合。**」

　　穆罕默德搞砸了集博班研究之大成的資格考。後來的補考也沒過。就在要被退學的臨界點，他勉強說服了幾位老師給他最後的機會。

　　二〇一五年春，穆罕默德下定決心要在通過資格考前保持清醒，不論那需要多久的時間。接下來的一年他完全沒碰大麻，而且加倍努力念書。他的最終報告寫了破百頁。

　　「那是，」他跟我說，「我這輩子數一數二拚的一年。」

　　那年他通過了資格考，而就在考完的當晚，有朋友帶了大麻來給他慶祝。穆罕默德一開始還不依，但那個朋友跟他說：「你腦筋這麼好的人怎麼可能上癮。」

　　「**下不為例**」，穆罕默德心想，「**畢業之前就這麼一次。**」

　　到了週一，「**畢業前就這一次**」變成了「**那天有課的話就不抽**」，然後是「**課比較硬的那天就不抽**」，再來是「**當天有考試就不抽**」，最後是「**早上九點前不抽**」。

　　穆罕默德不笨，但他為什麼就想不通自己只要一抽大麻，他就做不到自己訂下的時間規定呢？

　　很簡單，因為他只要一抽起大麻，整個人就不歸理性管了；對他發號施令的變成了爽痛平衡。即便只是區區一根大麻菸，也可以創造出一種邏輯輕易動搖不了的渴求。這種渴求的作用下，他根本無法客觀地在抽大麻的近利與不抽大麻的長遠利益間做出決斷。延遲折扣支配了他的世界。

　　在穆罕默德的例子裡，限時式自縛的表現實在有點不

好，有所節制的大麻用量根本是天方夜譚。他只能另外想辦法，也所幸最後真讓他找到了別的出路。

分類式自縛

傑可布在他癮頭復發一週後來見了我。他此時已經整整一週沒有再犯了。他把機器放進了一個他知道會當天被運走的垃圾桶裡。他還把自己的筆電跟平板都收了起來。他睽違多年再一次上了教堂，為了他的家人祈禱。

「不滿腦子都是自己跟自己的問題，是個很好的改變。同時我也不再羞辱自己了。我的故事是一場悲劇，但我可以不用坐以待斃。」

他停頓了一下。「但我的感覺並不好，」他說。「我週一才見了妳，週五就想著要自盡，只是我知道我不會真的去做就是。」

「那是從吸毒的高潮掉下來的低潮，」我說，「讓你的感覺像浪頭一樣翻過你而去。拿出耐性，給自己一點時間，你的感覺一定會慢慢變好的。」

在此後的幾週到幾月當中，傑可布得以保持著禁慾的狀態，這包括他不僅限制了自己不去碰色情的圖文，不上聊天室，不用經皮神經電刺激器，甚至把「任何形式的情慾」都當成禁忌。

　　他停止觀賞的東西包括電視、電影、YouTube與女子排球聯賽——乃至於所有讓他能接收到視覺刺激的內容。他開始刻意跳過特定的新聞，像是他就不看跟「風暴女」丹尼爾斯有關的新聞——她是據傳與前美國總統川普有染的脫衣舞孃。他開始在對著鏡子刮鬍子的時候穿起短褲，因為自身的裸體於他也是一種刺激。

　　「我把自己的身體當玩具已經很久了。我不能再這樣下去，」他說。「我必須避開所有討我成癮的心靈歡心的東西。」

．．．．．．．．．．．．．．．．．

　　分類式自縛的運作方式是將多巴胺分成不同的類別：一邊是我們准許自己去消費的子類別，一邊是我們不准自己去消費的子類別。

　　這麼做有助於我們迴避毒品本體，也有助於我們閃躲會觸發我們渴望的開關。這一招最適用的，就是那些我們不可能徹底消除，而是希望能消費得更健康的物質，比方說食物、性慾與手機。

　　我的病人米奇上癮的是運動投注。累計到四十歲那年，他輸在賭球上的金錢已經多達上百萬美元。加入匿名戒賭會是他展開戒癮的重要一步。透過參與該會的活動，他學到了自己該避免的不光是下注本身。他同樣應該避免的還有電視上的賽

事轉播，報紙上的體育版新聞、網路上的運動相關網站，還有
聚焦體育的廣播電台。他主動致電活動範圍內所有的賭場，讓
自己被列入其黑名單。藉由與他決心不想接觸的物質跟行為保
持距離，米奇得以運用分類式自縛來壓縮賭癮復發的風險。

得這樣防著自己，令人感覺既悲哀又感動。

說回傑可布，把他的跟別人的裸體藏好是他戒癮過程中
很重要的一環。包好身體來降低禁忌性行為發生的風險是自
古以來很多地方延續至今的文化傳統。《可蘭經》第二十四章
三十一節在提到女性的矜持時說：「去告訴虔信的女子，讓她
們壓低視線，護住私處，勿使該處的衣飾露出……用（一部分
的）頭蓋包覆住她們的胸脯，勿使該處的衣飾露出。」[89]

俗稱摩門教的耶穌基督後期聖徒教會對其成員頒布有官
方的檢點衣著規定，這包括他們不鼓勵「過短的短褲或短裙、
露出肚臍的上衫、削肩／低胸／露背的衣物」。[90]

．．．．．．．．．．．．．．．．．．

分類式自縛會失敗，常是因為我們不小心讓慾望的開關

89　"Qur'an: Verse 24:31," accessed July 2, 2020, http://corpus.quran.com/
　　translation.jsp?chapter=24&verse=31.

90　The Church of Jesus Christ of Latter-day Saints, "Dress and Appearance,"
　　accessed July 2, 2020, https://www.churchofjesuschrist.org/study/manual/
　　for-the-strength-of-youth/dress-and-appearance?lang=eng.

混入了我們的行為白名單。要改正這樣的錯誤，我們可以根據經驗來進行心理上的篩選。但要是連分類標準都變了呢？

行之有年於美國的飲食傳統——素食、維根素食、生食維根、無麩質、阿特金斯飲食、區域飲食法、生酮飲食、舊石器時代飲食、葡萄柚飲食法——其實就是一種分類式的自縛。我們貫徹這些飲食法的理由不一而足：醫療保健、倫理道德、宗教信仰。但不論其背後的動機為何，其淨效應都是與大宗的食物類別分道揚鑣，而這自然而然會減少我們對食物的耗用。

惟飲食作為一種分類式自縛最害怕的，就是分類的標準會在時間或市場力量的影響下改變。

超過百分之十五的北美家庭使用無麩質的產品。有些人之所以不吃含麩質，的食物，是因為他們患有麩質不耐症這種麩質的攝取會導致小腸受傷的自體免疫疾病。但也有日益增加的現代人之所以不吃麩質，是因為這麼做有助限縮他們使用高熱量、低營養的碳水化合物。是說以上的狀況有什麼問題嗎？

從二〇〇八到二〇一〇年，有三千種新的無麩質零食在美國推出，而烘培類產品是在今日的無麩質市場中單一營收最高的包裝產品類別。[91] 在二〇二〇年，無麩質產品僅在美國的

91　M. Shahbandeh, "Gluten-Free Food Market Value in the United States from 2014 to 2025," Statista, November 20, 2019, accessed July 2, 2020, https://www.statista.com/statistics/884086/us-gluten-free-food-market-value/.

市場規模就估計達到一百零三億美元。

　　無麩質的飲食曾經有效限縮了高熱量加工食品，如蛋糕、餅乾、脆餅、麥片、義大利麵、比薩的消費，但那已經是過去式了。對於那些用無麩質飲食避免麩質的人而言，這可能算是好消息。但對那些採行無麩質飲食是為了避免過度攝取麵包、蛋糕與餅乾的人而言，這只是讓無麩質飲食成了一種無意義的分類。

　　無麩質飲食的演化讓我們看清了一件事，那就是我們想要控制消費的企圖會如何在一瞬間遭到現代市場力量的抵銷。我們的多巴胺經濟裡內建著多少對現代人的挑戰，這又是一個很好的例子。

　　當代有太多的案例告訴我們原本是禁忌的毒品，可以如何搖身一變，成了社會上可被接受的商品，而這些商品最愛用的就是醫藥的包裝。香菸變身成了電子菸筆跟瑞典品牌 ZYN 的尼古丁袋。海洛因變身成了奧施康定。大麻變身成了「藥用大麻」。我們前腳才剛下定決心要戒斷某樣毒品，它就換上了全新的包裝、親民的價格跑來跟我們說：「**嘿！這下子沒問題了。我現在是好東西了。**」

．．．．．．．．．．．．．．．．．

　　把被妖魔化的東西重新神化，就是另外一種形式的分類式自縛。

自史前時代以來，人類就奉能改變心智的藥物為一種崇高的存在，只能被用在宗教儀式、成年禮或藥用的場合。在這樣的脈絡下，只有祭司、薩滿或其他受過專業訓練或被授予權威的身分不凡者，才能獲准去服用這些藥物。

在超過七千年的漫長歲月中，又被稱為迷幻藥的各種致幻劑如魔菇、死藤水、烏羽玉（譯注：一種墨西哥的無刺仙人掌）都在不同文化的聖禮裡有著一席之地。只不過隨著致幻劑流行起來，慢慢在一九六〇年代的反文化運動中普及成娛樂用的藥物，傷害也開始繁殖擴散，最終導致簡稱 LSD 的麥角二乙胺在眾多國家被明文禁止。

今天，我們又能看到一波想讓致幻劑或迷幻藥回歸的運動，但它們能搬出來的只是一種在心理治療中輔以致幻劑的偽神聖語境。經過特殊訓練的精神科醫師與心理學家可以舉著心理治療的大旗，光明正大地施以致幻劑或其他強效的藥用毒品，如裸蓋菇素、K 他命、快樂丸（搖頭丸）。施以劑量有限（一到三劑）的致幻劑並混以數星期中的若干場面談，已經成為二十一世紀的薩滿信仰。

這種做法背後的想法，是希望化被動為主動，一方面把這些藥物的用量控制在手裡，一方面由精神科醫師擔任守門員，然後看這些化學物質的神奇效果——與天地合為一體的感覺、沒了時間感、正面的心境、敬畏之情——能為醫療方所用，但又不至於衍生出誤用、濫用與成癮等後遺症。

．．．．．．．．．．．．．．．．．

有些人既不需要薩滿信仰，也不需要精神科醫師去為他們選擇的毒品賦予聖性。在如今眾所周知的史丹佛棉花糖實驗中，至少有一名孩子會僅憑一己之力就成為了聖人。[92]

史丹佛的棉花糖實驗是由心理學者沃爾特・米歇爾（Walter Mischel）在一九六〇年代尾聲所主持的一系列研究，為的是要理解延遲滿足的現象。

三到六歲的孩子面前被擺出了兩種選擇，一邊是馬上可以得到的一個小獎（一顆棉花糖），另一邊則是兩個小獎（兩顆棉花糖），但受試的孩子得先忍住在大約十五分鐘內不去吃掉頭一顆棉花糖。

在這十五分鐘內，學者會暫時撤離房間。用盤子盛著的棉花糖放在桌上，房間裡此外沒有其他會讓人分心的事物，沒有玩具也沒有其他孩子。這個實驗的目的是判斷延遲滿足的能力會在幾歲時發展出來。後續的研究則檢視了有哪些現實生活中的結果關乎這項能力的有或者無。

學者發現在大約一百名孩童中，三分之一可以撐到獲得

---

92 Yuichi Shoda, Walter Mischel, and Philip K. Peake, "Predicting Adolescent Cognitive and Self-Regulatory Competencies from Preschool Delay of Gratification: Identifying Diagnostic Conditions," *Developmental Psychology* 26, no. 6 (1990): 978–86, https://doi.org/10.1037/0012-1649.26.6.978.

第二顆棉花糖。年齡是一項主要的決定因子：孩子的年齡愈大，延遲滿足的能力就愈強。在後續的追蹤研究中，能等到第二顆棉花糖的孩子多半在申請大學的 SAT 考試中分數較理想，學業成就較佳，整體在認知與社交上也都是適應較良好的青少年。

這個知名實驗有一項較不爲人所知的細節是，孩子們在那掙扎的十五分鐘裡都在幹麼。

學者的觀察透露了一項除了沒有繩子在場外都非常具體的自縛：孩子們「爲了『眼不見爲淨』而用手遮住眼睛或轉過身去……腳踢桌子，或是拉起自己的辮子，不然就是摸起棉花糖，好像那是某種填充玩具似的」。[93]

遮眼或轉身完全是一種自縛的變化型。拉扯辮子則像是要用痛覺來讓自己分心……這點我後面會細談。但撫摸棉花糖又是怎麼回事？原來這孩子沒有轉身不看自己想要的東西，而是把它想像成寵物，而寶貝寵物自然不能吃，至少不能說吃就吃。

我的病人潔思敏來找我是爲了酗酒，因爲她一天可以喝到十瓶啤酒。作爲治療的一環，我建議她以自縛的理念清空家中所有的存酒。她大致上接受了我的建議，只做了一點小改。

她清空了家裡所有的酒類，但就是留了一瓶她所謂的「圖

93 Roy F. Baumeister, "Where Has Your Willpower Gone?," *New Scientist* 213, no. 2849 (2012): 30–31, https://doi.org/10.1016/s0262-4079(12)60232-2.

騰啤酒」在冰箱裡作爲她選擇戒酒的象徵。潔思敏的想法是只
要看到這瓶酒，她就會想起她的意志力與自主性。她告訴自己
她只需要專心不去喝這唯一的一瓶啤酒，那比起跟全世界不計
其數的啤酒爲敵要好不知多少倍。

這種把單一的誘惑物體轉化爲自制力象徵的後認知魔術
手法，讓潔思敏得以成功戒斷。

· · · · · · · · · · · · · · · · · ·

在他第二次嘗試戒癮的半年之後，我在候診室裡看到了
幾個月不見的傑可布。

我一眼就看出他過得不錯。那一身合身的衣物是如何擁
抱著他的身體，已經說明了一切。但衣服只是其中一個線索。
他的氣色也對了。那是一種只有人在知道自己活著幹麼，來到
這世上幹麼的時候，才會有的氣色。

當然啦，精神醫學的教科書裡固然不會這麼教。這只是
我看了幾十年心病後所歸結出的心得：人一旦狀況變好，身上
的一切都會找到其該有的位置，都會變得非常合理。那天的傑
可布該怎麼說呢，就是一切都對了。

「我太太回來了，」他一進診間就忍不住向我報告。「我
是說她回到我生命裡了。我們還在分居，但我去西雅圖看她，
然後我們共度了美好的兩天。我們約好了聖誕節也要一起過。」

「那太好了，傑可布。」

「我的強迫行為已經沒有了。我已經不會非要怎麼做才行了。我現在又可以自由決定自己想要怎麼做了。復發以來已經過了將近六個月。只要繼續保持，我相信我一定會沒事的。不，我不只會沒事，我會比沒事更好。」

他看著我笑了。我也對他報以了微笑。

• • • • • • • • • • • • • • • • • •

傑可布為了避開大小一切性慾刺激所達到的自虐程度，看在現代人的眼裡，活脫脫就是中世紀的古人才做得到的事情，只比剛毛襯衣（譯註：由獸毛或粗毛製成的襯衣，是古人出於宗教信仰而穿在身上自我懲罰的工具）好一點點而已。

但他過起這種什麼都不可以的生活不但不覺得憋屈，反而有種獲得解放的感覺。掙脫了強迫性過度縱慾的魔爪後，他又能從跟世人的互動中感受到喜悅、好奇心與自在了。他在自己身上察覺了一種尊嚴。

如德國哲學家康德在《道德底形上學》中所言：「一旦我們意會到我們有能力進行這種內在的立法，自然人就會感覺有股衝動要去尊重存在於自己體內的那名道德人。」[94]

94 Immanuel Kant, "Groundwork of the Metaphysic of Morals (1785)," *Cambridge Texts in the History of Philosophy* (Cambridge: Cambridge University Press, 1998).

把自己綁住，是爲了得到自由。

第六章

壞掉的天秤？

　「我是希望，」這麼開頭的克里斯坐在我的診間裡調整著他的背包，往後撥動著垂到眼前的瀏海，抖動著他的膝蓋（日後幾年我會慢慢發現他這人就是靜不下來），「妳可以繼續開丁基原啡因（譯注：又稱戒癮舌下錠，是公認有效的海洛因戒癮藥物）給我。我吃了效果很好。事實上說有效是客氣了，應該說我覺得沒有它我可能活不下去，我需要有人可以穩定開藥給我。」

　丁基原啡因是一種半合成的鴉片類藥物，算是一種嗎啡生物鹼蒂巴因的衍生物，而蒂巴因又是提煉自罌粟。一如其他的類鴉片藥物，丁基原啡因會連結上 μ 型鴉片類接受器來提供痛楚跟鴉片類癮頭的立即性紓解。用最簡單的話講，它的作用是把爽痛天秤帶回到水平狀態，由此像克里斯這樣的人才不用繼續與癮頭苦戰，也才能回歸正常的生活。丁基原啡因可以減少非法的鴉片類藥物用量、降低過度吸毒的風險、改善生活品質，都有實實在在的證據支持。[95]

　只不過不可否認地，丁基原啡因仍舊是一種鴉片類藥物，所以它同樣可能在坊間被誤用、挪用跟販售。對於對更強的鴉片類藥物沒有依賴性的人而言，丁基原啡因足以創造出一種幸福的高潮。服用丁基原啡因的人也會在停藥或減量時體驗到鴉片類藥物的戒斷與癮頭。我有一些病人跟我分享過，他們

95　John Strang, Thomas Babor, Jonathan Caulkins, Benedikt Fischer, David Foxcroft, and Keith Humphreys, "Drug Policy and the Public Good: Evidence for Effective Interventions," *Lancet* 379 (2012): 71-83.

說丁基原啡因的戒斷現象，遠比海洛因或奧施康定強烈。

「你何不跟我說說你的故事，」我跟克里斯說，「然後我再跟你說我的看法。」

⋯⋯⋯⋯⋯⋯⋯⋯⋯

克里斯在二○○三年進入史丹佛就讀。他的繼父開著一輛借來的老雪佛蘭休旅車，載他從阿肯色州過來。那一天在學生住宿處的入口處，裝滿了克里斯家當的休旅車在一眾閃閃發光的寶馬與凌志新車之間顯得格格不入。

克里斯完全不浪費時間。他立刻就用吹毛求疵的態度開始整理起宿舍房間，首先他就按英文字母的順序擺放起收藏的CD 光碟。他研究起開課資料，打定了主意想選修創意寫作、希臘哲學，還有德國文化中的神話與現代性。他夢想著要成為作曲家、電影導演，或者是作家。他的計畫就跟其他同學一樣，都非常遠大。這將是他史丹佛人生的燦爛開場。

開始上課之後，克里斯的表現一如預期地好。他非常用功，成績也很好。但在另外一個層面上，他的表現就有點掙扎了。他上課時獨來獨往，念書是一個人在房間或圖書館念，彈琴也是一個人在宿舍的交誼廳彈。大學生口耳相傳的必修學分──人際關係──在他身上完全沒個影兒。

我們多數人回首自己的大一生活，都會想起自己是如何費盡九牛二虎之力才交到朋友，而克里斯又比我們一般人更加

辛苦，惟確切的原因不得而知。他算是個小帥哥，個性體貼，客氣，不難搞。真要說，可能就是他阿肯色窮小子的人設拖累了他。

　　他單槍匹馬的校園生活一直延續到大二，然後他在校內打工的地方認識了一個女孩。他深邃的五官、柔軟的棕髮與精瘦的肌肉畢竟難以自棄。克里斯先是跟那個也是大學生的女生接了吻，然後愛上了她，等她跟他說她其實有男朋友的時候，克里斯說服自己那不是個問題。他還是想跟她在一起，再三找她出來。始終不肯放棄的他最後被女孩指控是跟蹤狂，還一狀告到了他們共同的雇主處，搞得他丟了工作不說，還遭到了校方的訓斥。沒了工作跟女友，他認定那就沒辦法了：他要去死。

　　克里斯寫了封訣別信給母親說：「媽，我內衣褲都有換洗。」他借了一把刀，帶上了 CD 隨身聽跟精選的專輯，朝著羅伯利草地而去（譯注：他所屬宿舍羅伯利廳外的草原）。當時已是傍晚，他打算吞下一整罐藥丸，割腕，然後抓準時間跟太陽一起下山。

　　音樂對克里斯很重要，而他為自己精挑細選的人生最後一曲是國際警察樂團的〈PDA〉。國際警察是個走後龐克復興風的獨立樂團，而〈PDA〉則是一首充滿節奏與鼓點的歌曲。歌詞在唱什麼聽不清楚，但最後一段大概是在說：「今晚睡吧，今晚睡吧，今晚睡吧，今晚睡吧。有話要說，有事要做，無話要說，無事可做。」克里斯等到了歌曲最後才用鋒利的刀

刀在左右手腕上劃過。

事實證明在開放草地上割腕自殺的成功率不高。半小時過去，他手腕上的鮮血已經凝固，徒留他坐在黑暗裡看著人走來走去。他回到宿舍房間，催吐起藥丸，然後打了九一一報案。救護車把他送去了史丹佛大學醫院，他在那兒被安排住進了精神科病房。

第一個來看他的是繼父。他母親原本也打算來，但上不了飛機。她一直有怕坐飛機的毛病。他一年只見得到幾面的親生父親也出現了，而且還十分痛心地看著他兩手手腕上鼓起的紅色刀痕。

克里斯在精神科病房住了整整兩週，期間他大抵在這個自成一格、受到控制，且不會有意外的環境裡待著，身心都十分放鬆。

史丹佛大學的代表來病房探視了他，並通知他在目前的狀況下，校方的判斷是他必須請假休養到身心足以回歸為止。

於是出院後，克里斯回到了阿肯色州與母親跟繼父同住。他找了個餐廳外場的工作。然後他走進了毒品的世界中。

二○○七年秋，克里斯回到了史丹佛。在可以註冊就讀秋天的學期之前，他必須與學生心理健康的主管還有所屬學院的常駐院長面談，這是為了讓校方掌握他最新的恢復狀況，讓校方相信他已經做好了重新當個學生的準備。

面談的前一天，他留宿在一個他在史丹佛是舊識的女生

家中。他跟她其實不算太熟，但他知道她「也有很多心事」，所以克里斯比較敢於開口要在她住處打一兩晚地鋪，好讓他有時間跟校方把事情說清楚。

面談的前一晚，克里斯「吸著可樂（古柯鹼）」徹夜未眠地讀著佛洛伊德的《文明與缺憾》。天一亮，他認定一塌糊塗的自己根本沒法兒去見一群大學的長官。他當天就搭機回了家。

克里斯隔年都在華氏破百度（譯注：攝氏約三十八度）的高溫下替阿肯色大學翻土、施肥、割草，他喜歡那種勞動的實感，那種身體的操勞讓他沒有餘力去胡思亂想。就此他升了官，變成了所謂的樹工，工作內容主要是把樹幹跟樹枝塞進碎木機。

閒暇不工作的時候，他會嘗試作曲，一首接一首，也會一邊抽大麻，他開始不能沒有大麻。

克里斯在隔年秋天第二次重返史丹佛，這次就不需要他親自出席面談了。他出現在了宿舍門口，就像湯姆・克魯斯在電影《神隱任務》裡飾演的傑克・李奇一樣，除了口袋裡的牙刷跟手裡拿著的筆電以外，稱得上子然一身。他睡覺時衣服也不脫，就直接睡在床墊上，床單什麼的就免了。

他用意志力讓自己生活有規律，因為他知道紀律是自己的成功所需。作為他嶄新心境的一部分，克里斯轉了系。他的主修變成了化學。

他同時還決心要戒掉大麻菸，但這決心的熱度只有三

天，三天後他又變回了那個天天都要來一根的自己。他會躲在宿舍房間裡，試著抓準他只記得是「某個印度人」的室友不在的時候，趕快抽一抽。

期中考的期間，克里斯為呼麻找的理由是既然他平常幾乎都是「嗨」著在念書，那抱佛腳的時候當然也不能漏氣。心理學課堂上不也讀過什麼「情境關聯學習」。但結果是他才做到第二題，就發現自己根本不知道題目在問什麼，於是他拿著寫不完的考卷走出了教室，並順手將之扔進了垃圾桶。

隔天他又搭上了回家的飛機。

對克里斯來講，第三次離開史丹佛的感覺有點不同。這次他的心情參雜了一些絕望。回到家的他變得毫無幹勁，甚至於也不作曲了。他開始借酒澆愁，大麻更是想抽就抽。然後他第一次嘗試了鴉片類的藥物。在二〇〇九年的時空背景下，想在阿肯色州做這樣的嘗試算是輕而易舉，因為當時的鴉片類藥廠暨經銷商拿著數以百萬計的鴉片類止痛藥丸，就往該州的市場裡灌。平均對每一百名阿肯色居民而言，該州醫生那年開出的鴉片類處方箋量是一百一十六張。[96]

只要吃了鴉片類藥物，克里斯就會突然覺得自己所追求的一切都唾手可得。沒錯，他的幸福感爆棚，但那不是重點，

96　Centers for Disease Control and Prevention, "U.S. Opioid Prescribing Rate Maps," accessed July 2, 2020, https://www.cdc.gov/drugoverdose/maps/rxrate-maps.html.

重點是他覺得跟世界有了連繫。

他開始打電話給親戚跟熟人，跟他們聊天、分享、傾訴。這種親密的感覺只要他一吃藥就會出現，藥效一退就會船過水無痕。他發現吃藥換得的親密感，只能是曇花一現。

間歇使用類鴉片藥物的模式一直跟著克里斯，直到他再一次嘗試在史丹佛註冊入學為止。二〇〇九年秋天他第四次重返史丹佛時，克里斯已經在時空兩方面都與大學生產生了距離感，成為了打不進主流的邊緣人。比起一般的大二生，他已經老了五歲。

他被安置在研究生的宿舍，跟一名粒子物理的研究生同住一層兩房的公寓。他們的交集不多，彼此也都很努力不要礙對方的路。

他發展出一種以念書跟吸毒為雙核心的生活作息。他已經放棄了戒毒的念頭，他已經把自己看成是個認證過的「毒蟲」。

獨自在房裡抽大麻成了他的日常。週五晚的他則會隻身走一趟舊金山，去打海洛因。在街上來一針會花他十五美元，然後第一波衝出來的快感有五到十五秒，餘韻則能維持數小時。為了舒緩高潮回落的痛苦，他大麻抽得更多了。第一個學季（譯注：美國大學學年採三學期制，也稱三學季）才過一半，他就為了買海洛因賣掉了筆電。然後又賣了大衣。他記得自己曾因此晃蕩在城市的街頭，全身發冷。

　　他試著跟語言班上的兩名英國學生結交，告訴他們他要拍部電影，希望兩人可以在裡面軋一角。他對攝影產生興趣，並偶爾會在校園中漫步取景。兩名英國同學原本興致勃勃，但聽到克里斯說的電影構想後──拍他們邊吃飯邊用美國口音說話──兩人就打了退堂鼓，並從此對克里斯敬而遠之了。

　　「我想我一直都是這麼個怪胎吧。想法也很怪。所以我才不想讓人知道我在想什麼。」

　　這一路走來，克里斯都有去上課，而且幾乎都拿 A，唯一的 B 是「異常行為的人際基礎」害的。他回家過了聖誕節，就沒再返校了。

　　二〇一〇年的秋天，克里斯最後一次有氣無力地嘗試在史丹佛入學。他在校外租了個位於門洛公園附近的房間，並且又換了一個新的主修是人類生物學。但住沒幾天，他就偷了房東太太的止痛藥丸，還弄來了安必恩的處方箋，其中安必恩被他碾碎拿來注射。他苟延殘喘了五個月，然後在再也無望重返的情況下離開了史丹佛。

　　回到阿肯色，克里斯開始一天「嗨」過一天。他會在早上給自己一針，然後在藥效褪去的幾小時後往爸媽家中的床上一躺，一廂情願地巴望時間過快一點。這彷彿是個永無止境且難以逃脫的迴圈。

　　二〇一一年春，嗑了藥的克里斯因為偷冰淇淋被捕。他在服刑與戒癮之間選擇了戒癮。二〇一一年四月一日在戒癮期

間，克里斯被安排開始了丁基原啡因的用藥，其較廣為人知商標名是「舒倍生」（Suboxone）。克里斯稱丁基原啡因是他的救命恩人。

在靠丁基原啡因穩定了兩年後，克里斯決定最後一次嘗試重返史丹佛。二○一三年，他跟一名中國老人租下了拖車裡的一個床位，因為那是他唯一負擔得起的住宿。而就在他回到校園的頭一個月當中，需要人幫助的他找上了我。

....

當然，我把丁基原啡因開給了他。

三年後他以優等生之姿從史丹佛畢業，並進一步攻讀起博士學位。事實證明他的那些「怪」點子，在實驗室裡都非常好用。

二○一七年，他與女友成婚。她知曉他的過去，也明白他需要用丁基原啡因控制自己。她確實偶爾會哀嘆他「像機器人一樣沒有情緒」，特別是當他明明有理由生氣時依舊看不出外顯的怒氣。

但除此之外，生活基本上變好了。克里斯不再面對癮頭、憤怒等各種難以忍受的情緒而不知所措。他每天的生活就是實驗室跟家裡，就是工作完衝回家看老婆。他們很快就要迎來兩人第一個孩子。

二○一九年的某日，我在每月一次的面談時對克里斯說：

「你的表現很好，而且已經維持很久了，是說你有沒有考慮過停藥？」

他的答案是明確的。「我永遠也不想停用丁基原啡因，它於我就像是燈的開關。它不光是防止了我去使用海洛因，它還給了我身體某種我需要且在別處找不到的東西。」

藥物是為了恢復水平的平衡嗎？

直到今天，克里斯的話都還常令我陷入長考。他為什麼會說丁基原啡因給了他在別處找不到的某樣東西？

長期用毒是否打破了他的爽痛平衡到一種他需要終身倚靠鴉片類藥物才能感覺「正常」的程度？或許某些人的腦部已經失去了恢復恆定狀態所需的可塑性，而且即便長期戒斷也無法挽回。或許即便小精靈都已經從翹翹板上下來了，但天秤卻還是永久性地倒向了痛覺的一側？

又或者克里斯是在說鴉片類藥物矯正了某種他與生俱來的化學失衡？

當我在一九九〇年代念醫學院跟當住院醫師的時候，我所接受的教育是患有憂鬱、焦慮、注意力缺失、認知扭曲、睡眠問題等狀況的人，擁有一顆運作失常的大腦，就像糖尿病患擁有一顆失常的胰臟，所以不會分泌胰島素一樣，而我的工作在理論上，就是補回少掉了的化學物質，好讓病人可以恢復

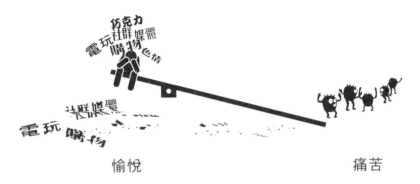

愉悅   痛苦

【圖 16】爽痛平衡：天秤永久倒向痛苦的一側

「正常」運作。這樣的訊息廣為流傳，並獲得了製藥業積極的提倡，最終總算在醫師與生了病的消費者之間，都找到了能把話聽進去的群眾。

又或許克里斯說的都不是以上這些，而是別的東西。或許他想說的是丁基原啡因彌補了的某種缺失不在他腦中，而在這世間。或許這個世界讓克里斯失望了，而丁基原啡因是他能適應這一點的最佳解。

不論克里斯的大腦或這個世界出了什麼問題，也不論造成這問題的是後天的長期用毒，還是他天生就這樣，我這兒都有幾件事情讓我對使用藥物去「增加爽痛天秤上的爽端重量」抱持疑慮。

首先，任何能增加爽端重量的藥物都有成癮的可能性。

吃處方箋興奮劑吃到上癮的大學生大衛，就是活生生的

證據，他證明了即便你吃的興奮劑，是醫師開給你治療某種確診疾病的東西，也不能讓你對可能的依賴性或成癮問題免疫。有處方箋的興奮劑只是坊間甲基安非他命（冰塊、快速丸、興奮丸、克莉絲提娜、不睡丸、史酷比斯奈克斯）等毒品的分子等同物。它們會引發多巴胺在腦內獎勵路徑上的突增，且「具遭到濫用的極高潛能」，要知道這話可是直接出自美國食藥署對阿德拉的明文警告。

　　第二，萬一這些藥物沒能照我們的預想去運作，甚至於在長期讓精神病症變得更糟糕了呢？雖然丁基原啡因在克里斯身上的效果不錯，但精神藥物整體有效的證據並不充足，特別是在長期服用的證據資料上付之闕如。[97]

　　即便是澳加英美等富國都顯著增加了精神藥物的資金投入，由此百憂解等抗憂鬱藥、贊安諾等抗焦慮藥、安必恩等安眠藥都獲得更多的研究經費，但情緒起伏與焦慮症狀的普及在這些國家依舊沒有減緩（一九九〇到二〇一五年資料）。[98] 且今天即便我們用控制組去除了貧窮與創傷等精神疾病風險因子

97　Robert Whitaker, *Anatomy of an Epidemic: Magic Bullets, Psychiatric Drugs, and the Astonishing Rise of Mental Illness in America* (New York: Crown, 2010).

98　Anthony F. Jorm, Scott B. Patten, Traolach S. Brugha, and Ramin Mojtabai, "Has Increased Provision of Treatment Reduced the Prevalence of Common Mental Disorders? Review of the Evidence from Four Countries," *World Psychiatry* 16, no. 1 (2017): 90–99, https://doi.org/10.1002/wps.20388.

的影響，這些發現依舊成立；抑或我們今天研究的是極其嚴重的精神疾病如思覺失調（以前的精神分裂），上述的發現也沒有任何改變，精神藥物依舊沒有促成精神疾病的退潮。

苦於焦慮或失眠的病患在每天服用贊安諾或克洛諾平等丁基原啡因藥物或其他鎮靜劑—安眠藥達一個月以上後，他們有可能體驗到的是焦慮與失眠的惡化。

為了止痛而每天服用鴉片類藥物達一個月以上的病患不僅成癮的風險變高，同時痛楚也可能惡化。一如前面提過的，這就是由鴉片類藥物引發的所謂痛覺過敏[99]，也就是說：是反覆服用的鴉片類藥物讓病人的痛變本加厲。

阿德拉與利他能等開給注意力缺失的藥物會促進短期記憶與注意力，但我們僅有的證據很難證明它們也有助於長期複雜認知能力的強化或學業表現跟成績的提升。

如公衛心理學家葛蕾岑‧勒菲佛‧華琛（Gretchen LeFever Watson）與共同作者在〈注意力不足過動症藥物在美國大學校園的濫用危機〉中寫道：「有力的新證據顯示注意力不足過動

---

99 Larry F. Chu, David J. Clark, and Martin S. Angst, "Opioid Tolerance and Hyperalgesia in Chronic Pain Patients after One Month of Oral Morphine Therapy: A Preliminary Prospective Study," *Journal of Pain* 7, no. 1 (2006): 43–48, https://doi.org/10.1016/j.jpain.2005.08.001.

症的藥物治療關係到學術與社交—情緒功能的惡化。」[100]

　　近期的資料顯示，就連先前被認為「不會形成習慣性」的抗憂鬱藥都可能導致耐受性與依賴性，甚至也不能排除它們有長期會讓憂鬱症惡化的可能性，這種現象被叫作「遲發性不安」。[101]

　　除了成癮的問題跟對真實藥效的疑慮外，我還有一個很困擾我的深層問題：服用精神藥物會不會讓我們失去了人性中某些很關鍵的面向？

　　一九九三年，精神科醫師彼得・克拉馬（Peter Kramer）出版了他劃時代的著作《神奇百憂解——改變性格的好幫手》（*Listening to Prozac*；譯注：繁體中文版由張老師文化出版），並在書中主張抗憂鬱藥會讓人「好上加好」。[102] 但萬一克拉馬錯了呢？萬一精神藥物不會讓人好上加好，而是讓我們進入一種跟好不好無關的狀態呢？

　　這些年來，有病人會跟我說精神藥物在確實讓他們紓解

100　Gretchen LeFever Watson, Andrea Powell Arcona, and David O. Antonuccio, "The ADHD Drug Abuse Crisis on American College Campuses," *Ethical Human Psychology and Psychiatry* 17, no. 1 (2015), https://doi.org/10.1891/1559-4343.17.1.5.

101　El-Mallakh, Yonglin Gao, and R. Jeannie Roberts, "Tardive Dysphoria: The Role of Long Term Antidepressant Use in-Inducing Chronic Depression," *Medical Hypotheses* 76, no. 6 (2011): 769–73, https://doi.org/10.1016/j.mehy.2011.01.020.

102　Peter D. Kramer, *Listening to Prozac* (New York: Viking Press, 1993).

短期的痛苦情緒之餘，也限縮了他們體驗完整情緒光譜的能力，特別是悲傷或驚嘆等強力的情緒更遭到明顯的壓抑。

一名服用抗憂鬱藥效果看似良好的病人跟我說，她以前看奧運宣傳片會感動落淚，但現在不會了。她是笑著跟我分享這件事，似乎很樂於用自己的一點感性去交換對憂鬱跟焦慮的免疫。但當她連在自己母親的告別式上都哭不出來時，其新的平衡肯定是改變了。後來她停用了抗憂鬱藥，並在不久後回復了情緒的廣度與起伏，當中當然也包括憂鬱與焦慮。她還是覺得為了活得像個人，偶爾有點低潮是值得的。

我另外一名病人，則是慢慢減少了高劑量奧施康定的用量，而在這之前她已經為了慢性止痛需求而服用了該藥有逾十年之久。她在停藥了數月後偕丈夫來看我。那是我第一次見到她丈夫，而他則已經受夠了這麼多年來看的這麼多醫師。「我太太吃奧施的時候，」他說，「連音樂都不聽了。如今停了那玩意兒的她，又愛聽音樂了。我感覺就像找回了那個我娶回家的人。」

我自己也有服用精神藥物的第一手體驗。

自小就焦躁不安的我對我母親而言是個很難帶的小孩。她千辛萬苦就為了讓我控制好自己的情緒，並在這過程中很內疚於自己不是一個好媽媽，或至少那是我對這段過往的解讀。她也不諱言她比較喜歡我乖巧聽話的哥哥，事實上不要說她，連我也比較喜歡我哥。有時候我媽會氣餒到兩手一攤隨便我，

所以一部分的我等於是我哥帶大的。

　　二十幾歲的時候我開始服用百憂解，為的是控制被確診為「非典型憂鬱症」的慢性低強度煩躁與焦慮。我當時的感覺就是四個字：藥到病除。我基本沒了那些平常很愛問的大問題：**人活著的意義是什麼？我們有自由意志嗎？人的痛苦源自何處？上帝存在嗎？**新的我變得有點得過且過。

　　同時，我人生第一次跟我媽可以好好相處了。她覺得我變可愛了，而我也覺得當個可愛的女兒也不錯。我更符合她的期待了。

　　幾年後因為要備孕而停藥，我又被打回了原形：難搞、問題一堆、煩躁。結果幾乎在同一瞬間，我媽跟我又互看不順眼了。母女倆哪怕只是共處一室，空氣中都會迸發出不合的火花。

　　即便幾十年過去，我們的親子關係也只進步了那麼一點點。你可以說我們的互動愈少，關係愈好。這讓我很難過，因為我其實很愛我母親，而我知道她也很愛我。

　　惟即便如此，我也不後悔停藥的決定。我不受百憂解干擾的人格固然不受我母親樂見，但卻成就了現在的我，畢竟百憂解版的我有太多事情不會去做。

　　時至今日，我終於能夠接受自己這個有那麼點焦慮且微微憂鬱的愛問鬼。我這個人就是需要摩擦，就是需要挑戰，就是需要為了個目標去努力或奮戰。我才不要為了自廢武功只求

符合這世界的期待。我就問這種事有誰應該？

在吃藥讓自己適應世界的過程中，我們用妥協換得的是一個怎樣的世界？在止痛與治病的表象下，我們是否其實是在生物化學的層面上，讓一大票人類明明面對不堪的環境卻變得無動於衷？更糟糕的是，精神藥物是否已經成爲一種社會控制的手段？是否已經專門用來讓窮人、失業者、邊緣人不要作亂？

精神藥物不論就開藥的頻率或數量，都是以窮人作爲主要的對象，其中又以窮人家的小孩爲大宗。

二〇一一年，美國疾病管制與預防中心底下的全國衛生統計中心進行了一次全美健康訪查，結果顯示了六到十七歲間的美國孩童有百分之七點五的人在服用處方藥，爲的是控制其「情緒與行爲問題」。[103] 服用精神藥物的比率以窮人家的小孩爲高（百分之九點二），未處於貧窮中的孩子則較低（百分之六點六）。男孩比女孩更可能服藥。非西班牙裔白人比有色人種更可能服藥。

若把喬治亞州的聯邦醫療補助（Medicaid：譯注：給窮困家庭的醫保補貼）資料外推到全國，則美國可能有上萬名路都走不

---

103 Lajeana D. Howie, Patricia N. Pastor, and Susan L. Lukacs, "Use of Medication Prescribed for Emotional or Behavioral Difficulties among Children Aged 6–17 Years in the United States, 2011–2012," *Health Care in the United States: Developments and Considerations* 5, no. 148 (2015): 25–35.

好的小孩在接受利他能等心理興奮劑的治療。[104]

一如精神科醫師艾德・勒文（Ed Levin）針對以窮困背景者為主，美國年輕人遭到過度確診與過度用藥的問題所寫，他認為：「雖說憤怒的傾向一如所有的人類行為，都必然存有一部分生物性的成因，但我想那種憤怒在更大程度上所反映的，恐怕是精神科病人對惡劣與不人道待遇的反動。」[105]

這個現象並非美國獨有。

瑞典一項全國性的研究分析了開處方藥的比率，而這種分析的根據是他們稱之為「地區剝奪程度」（neighborhood deprivation；譯注：一種涵蓋教育程度、所得、失業率、社福補助的指標）。針對每一個級別的精神科用藥，他們發現處方箋的開出量會隨著鄰里社經地位的下降而升高。他們的結論是：「這些發現顯示地區剝奪程度關乎精神藥物的處方箋開出量。」[106]

鴉片類藥物也同樣不成比例地被開出給窮人。

---

104 Alan Schwarz, "Thousands of Toddlers Are Medicated for A.D.H.D., Report Finds, Raising Worries," *New York Times*, May 16, 2014.

105 Edmund C. Levin, "The Challenges of Treating Developmental Trauma Disorder in a Residential Agency for Youth," *Journal of the American Academy of Psychoanalysis and Dynamic Psychiatry* 37, no. 3 (2009): 519–38, https://doi.org/10.1521/jaap.2009.37.3.519.

106 Casey Crump, Kristina Sundquist, Jan Sundquist, and Marilyn A. Winkleby, "Neighborhood Deprivation and Psychiatric Medication Prescription: A Swedish National Multilevel Study," *Annals of Epidemiology* 21, no. 4 (2011): 231–37, https://doi.org/10.1016/j.annepidem.2011.01.005.

　　根據美國衛生及公共服務部的資料,「貧窮、失業率與就業占人口比率高度相關於鴉片類處方藥或物質濫用的氾濫程度。平均而言,經濟前景較差的各郡校可能看到較高的鴉片類處方藥量、與鴉片類藥物相關的住院案例,還有用藥過量造成的死亡案例。」[107]

　　因為窮困或弱勢而領取聯邦醫療補助的美國人,被開出鴉片類止痛藥的比率是未領補助者的兩倍。聯邦醫療補助的病患死於鴉片類藥物的比率是未領補助者的三到六倍。[108]

　　即便是像丁基原啡因維持治療(Buprenorphine Maintenance Treatment,BMT)這樣的用藥方案,也就是我開給克里斯去治療鴉片類成癮的那種處方箋,都有可能構成一種「臨床拋棄」(clinical abandonment),主要是健康在心理社會層面上的決定因子可能並不能得到配套的處理。一如亞歷山德莉亞・海契(Alexandrea Hatcher)與她的同事在《物質使用與濫用》

107　Robin Ghertner and Lincoln Groves, "The Opioid Crisis and Economic Opportunity: Geographic and Economic Trends," ASPE Research Brief from the U.S. Department of Health and Human Services, 2018, https://aspe.hhs.gov/system/files/pdf/259261/ASPEEconomicOpportunityOpioidCrisis.pdf.

108　Mark J. Sharp and Thomas A. Melnik, "Poisoning Deaths Involving Opioid Analgesics—New York State, 2003–2012," *Morbidity and Mortality Weekly Report* 64, no. 14 (2015): 377–80; P. Coolen, S. Best, A. Lima, J. Sabel, and L. J. Paulozzi, "Overdose Deaths Involving Prescription Opioids among Medicaid Enrollees—Washington, 2004–2007," *Morbidity and Mortality Weekly Report* 58, no. 42 (2009): 1171–75.

（*Substance Use and Misuse*）期刊中所寫：「若不能對弱勢種族與階級的病人去照顧其基本需求，那麼沒有配套的 BMT 將不但無法成為一股解放的力量，而且還會淪為某種形式的組織性忽視或結構性的暴力，其嚴重程度將足以讓這兩種東西在美國成功復辟。」[109]

. . . .

二〇〇五年的科幻電影《衝出寧靜號》（*Serenity*）在喬斯·惠頓（Joss Whedon）的執導下，描繪了想像中的未來世界。在這個世界中，各國領導人共同主持了一項宏大的實驗：他們把整顆行星的生命都接種了貪婪、悲傷、焦慮、憤怒與絕望的疫苗，為的是創造一個和平與和諧的文明。

故事的馬爾是個不受控的駕駛員，也是寧靜號太空船的艦長，而他在率領組員前往該行星進行探險任務時，不但沒有找到預期中的香格里拉，反而發現了一具又一具死因不明的屍體。整顆行星一片死寂，所有人都要麼躺在他們的床上，要麼蹺腳在沙發上，要麼癱軟在書桌上。馬爾與組員最終破解了這個謎團：基因突變讓行星上的全體住民沒有任何渴望，他們是

---

109 Alexandrea E. Hatcher, Sonia Mendoza, and Helena Hansen, "At the Expense of a Life: Race, Class, and the Meaning of Buprenorphine in Pharmaceuticalized 'Care,'" *Substance Use and Misuse* 53, no. 2 (2018): 301–10, https://doi.org/10.1080/10826084.2017.1385633.

無欲而亡。

　　一如現實中多巴胺匱乏的老鼠會餓死在食物跟前，這些行星住民的死因是他們不想活了。

· · · · · · · · · · · · · · · · ·

　　請別誤會。這些藥物都可以是救命的工具，我對有它們在臨床工作上助我一臂之力也非常感激。但用這些橡皮擦去抹消身而為人的苦難，都是要付出代價的，而如我們接下來會講到，不想吃藥的我們有另一條更好的路可選：擁抱痛苦。

第三部

自討苦吃

第七章

朝痛端往下壓

邁可與我面對面坐著，身穿牛仔褲與短 T 的他看起來很輕鬆。英俊的娃娃臉跟不用刻意為之的魅力，他自然而然的吸引力是老天給的禮物，也是一種包袱。

「我為了得到關注可以很沒節操，」他說，「不信妳去我朋友圈問問。」

邁可的人生曾一度是矽谷式神話。大學畢業後的他在不動產業狂賺了幾百萬，年僅三十五就有錢到沒天理、帥氣到犯規，還把心愛的女人給開心娶回家。

但這般如詩如畫、白手起家的人生，很快就會毀在另外一個他的手上。

「我一直是個能量型的傢伙，我無時無刻不在尋找能推自己一把的東西。古柯鹼自然不在話下，酒精於我也有效果……它們都能給我一種充滿幸福感的『嗨』跟大量的衝勁，從我第一次嘗試就是如此。我跟自己說我就是那個天選之人，別人做不到把古柯鹼吸著玩而不惹上麻煩，我做得到。在當時我是真的這麼深信不疑。」他頓了一下然後笑道：「我以前到底在想什麼。

「太太跟我攤牌說除非我把毒癮處理好，否則我們就玩完了的瞬間，我絲毫沒有猶豫，我不能沒有她。我不能失去這段婚姻。戒癮是我唯一的選項。」

停止用毒對邁可來講不是最困難的部分，難的是想清楚之後該怎麼辦。古柯鹼一斷，之前被毒品掩蓋住的各種負面情

緒就傾巢而出並將他淹沒，導致他不是在感覺悲傷、氣憤、丟臉，就是感覺一片空白，也不知道哪一邊更糟。然後一件偶發的事情給了他希望。

「事情第一次發生的時候，」他告訴我，「那真的是場意外。我當時會早起上網球課……那是我在剛戒毒時讓自己分心的其中一招。但在打完網球也沖完澡的一個小時後，我還會繼續流汗。我把這事告訴了網球教練，結果他建議我改沖冷水澡。冷水澡沖起來有一點痛苦，但我的身體只花了幾秒鐘就適應了。等沖完涼出來，我感覺出奇地好。我覺得自己像是剛喝了一杯好到不行的咖啡。

「接著兩個禮拜我開始注意到自己在冷水澡後心情比較好。我上網去研究了一下冷水療法，沒想到發現一整個洗冰澡的社群。這聽起來有點狂，但抱著頭燒的我真的顧不了那麼多。在他們的帶領下，我從沖冷水進化成在浴缸裡裝滿冷水，然後把自己浸在裡面。果不其然，泡冷水的效果比沖冷水更好，於是我一不作二不休地把冰塊加進浴缸中，好把水溫再降到大約華氏五十五度上下（譯註：大約攝氏十三度）。

「我開始養成每天早上泡五到十分鐘冰水的習慣，同時睡前會再泡一次。我這麼一做就是三年。而這也成了我戒癮的關鍵。」

「那是什麼感覺，」我問，「泡冷水？」我自身對冷水沒什麼好感，那種溫度我連幾秒鐘都不能忍。

「頭五到十秒鐘，我的身體在吶喊著：**住手，你在要自己**

的老命。我受不了了。」

「我可以想像。」

「但我告訴自己忍一下就過去了，而且值得。在一開始的震撼後，我的皮膚變得麻木。我一出浴缸就感覺到『嗨』。那跟用毒完全是一模模一樣樣……也跟我記憶中的快樂丸或娛樂用維可汀一模模一樣樣。那太驚人了。我幾個小時內都非常舒服。」

....

在人類歷史上，洗冷水澡才是大多數時候的常態。只有住在天然溫泉邊的人類才有經常洗熱水澡的機會。難怪古人做得到。

古希臘人雖然發展出了一種加熱系統來作為公共澡堂所需，但這並不妨礙他們長期宣導冷水針對各種疾病所具有的療效。一八二○年代，一名叫文森茲‧普利斯尼茨（Vincenz Priessnitz）的德國農夫推廣起用冰水來治療各種身心失調。為此他不惜將自家改裝成冰水療法的精神療養院。

自從現代水管與加熱系統問世以來，用熱水泡或沖澡就成為了新的常態，惟浸泡冰水在最近又開始聲勢看漲。

耐力型的運動員宣稱泡冷水可以加速肌肉恢復。「蘇格蘭式淋浴」又稱「詹姆斯龐德式淋浴」，是因為伊恩‧弗萊明小說中的○○七情報員會這麼做。近期風行起來的這種洗法是在用熱水沖完澡後，至少再沖一分鐘的冷水收尾。

冰水浸泡的大師如荷蘭人溫霍夫（Wim Hof）已經靠他們在接近冰點的水溫中一泡數小時的能力，成為了貨真價實的名人。

根據其在《歐洲應用生理學期刊》中發表的論文，布拉格查爾斯大學的科學家進行了一場實驗，由十名男性志願者將自己除頭部以外浸入冷水中（攝氏十四度或華氏五十七度）一小時。[110]

事後利用血液樣本，科學家們發現受試者血漿中的多巴胺濃度增加了百分之二百五十，同時血漿中的正腎上腺素濃度則增加了百分之五百三十。

多巴胺濃度在泡冷水澡的過程中穩步上升，並在澡後的一小時裡維持高檔。正腎上腺素濃度在冷水澡的前三十分鐘陡升，後三十分鐘進入高原期，然後在澡後的一小時裡下降約三分之一，但即便到了澡後的第二個小時，也仍然維持在遠高於基線水準的濃度。也就是說即便痛苦的刺激結束良久，多巴胺與正腎上腺素濃度仍明顯撐在一定水準之上，而這也證明了邁可所言非虛：「我一出浴缸就感覺到『嗨』……我幾個小時內都非常舒服。」

同樣以腦部受冷水浸泡影響為題的其他人體與動物實

110 Petr Šrámek, Marie Šime ková, Ladislav Janský, Jarmila Šavlíková, and Stanislav Vybíral, "Human Physiological Responses to Immersion into Water of Different Temperatures," *European Journal of Applied Physiology* 81 (2000): 436–42, https://doi.org/10.1007/s004210050065.

驗，也觀察到單胺類神經傳導物質（多巴胺、正腎上腺素、血清素）的濃度有類似的上升狀況，而這些神經傳導物質所負責的正是愉悅、動機、心境、食慾、睡眠與警醒程度的調節。

除了神經傳導物質以外，極端的低溫已經證實會在動物身上促進神經元的成長，但各位要知道：平時要讓神經元改變其微結構，那可是只有一小撮環境條件能做到的事情。

克莉絲提娜‧G‧馮‧德‧歐赫（Christina G. von der Ohe）的團隊研究了冬眠中地松鼠的腦部。[111] 他們發現在冬眠期間，地松鼠的核心與腦部溫度會雙雙降至攝氏零點五到三度之間。在接近冰點的溫度下，冬眠地松鼠的神經元會看起來像是樹枝（突觸）少、葉子（微突觸）更少的光禿細樹。

惟隨著地松鼠慢慢暖和起來，牠們的神經元也會展現出明顯的再生現象，就像春日中的落葉喬木一般。那種再生進行之快，直讓人聯想到胚胎發展期的神經元可塑性。

這項研究的作者群在筆下談到他們的發現時說：「我們在冬眠動物腦部觀察到的結構改變，稱得上自然界數一數二戲劇性的變化。相對於發展中的獼猴胚胎只能達成海馬迴突觸每日拉長一百一十四微米（譯注：一微米等於萬分之一公分）的增速，

111　Christina G. von der Ohe, Corinna Darian-Smith, Craig C. Garner, and H. Craig Heller, "Ubiquitous and Temperature-Dependent Neural Plasticity in Hibernators," *Journal of Neuroscience* 26, no. 41 (2006): 10590–98, https://doi.org/10.1523/JNEUROSCI.2874-06.2006.

成年多眠動物竟在短短兩小時內就達到類似的成就。」

•••••••••••••••••

　　邁可意外發現浸泡冰水的好處證明了一件事情，那就是往爽痛平衡的痛端壓下去，確實可以反向帶我們通往天秤的另外一端：爽。不同於直接往天秤的爽端按下去，由痛所帶出來的多巴胺有兩個特點，一來是比較間接，二者是潛在地比較耐久。所以具體這到底是怎樣的一種過程？

　　痛會導致爽，是靠觸發身體自身的恆定調節機制。以此例而言，初始的痛覺刺激之後，就會是小精靈跳上天秤的爽端。

　　我們泡完冰水的爽，是人體屬於自然反射的生理反應。馬丁路德在絕食與自我鞭笞中所受到的肉體折磨，搞不好曾讓

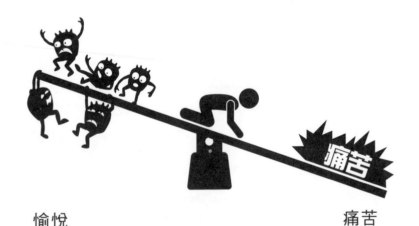

愉悅　　　　　　　　　　　　　　　　痛苦

【圖 17】爽痛平衡：痛多於爽

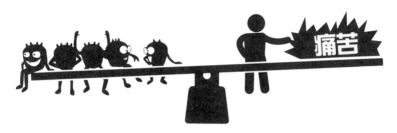

愉悅 痛苦

【圖18】爽痛平衡：感到痛比較困難，感到爽卻慢慢變得比較簡單

他有點「嗨」，即便他是爲了宗教改革才這麼犧牲。

在間歇性感受到痛苦之後，我們自然的享樂設定點會擺動到爽端，由此我們想繼續感覺到痛會比較困難，但要感覺到爽卻慢慢變得比較簡單。

在一九六○年代晚期，科學家在狗的身上進行了一系列的實驗。[112] 那些實驗因爲極其殘酷，所以已不見容於今日的世

112 Russell M. Church, Vincent LoLordo, J. Bruce Overmier, Richard L. Solomon, and Lucille H. Turner, "Cardiac Responses to Shock in Curarized Dogs: Effects of Shock Intensity and Duration, Warning Signal, and Prior Experience with Shock," *Journal of Comparative and Physiological Psychology* 62, no. 1 (1966): 1–7, https://doi.org/10.1037/h0023476; Aaron H. Katcher, Richard L. Solomon, Lucille H. Turner, Vincent LoLordo, J. Bruce Overmier, and Robert A. Rescorla, "Heart Rate and Blood Pressure Responses to Signaled and Unsignaled Shocks: Effects of Cardiac Sympathectomy," *Journal of Comparative and Physiological Psychology* 68, no. 2 (1969): 163–74; Richard L. Solomon and John D. Corbit,"An Opponent-Process Theory of Motivation," *American Economic Review* 68, no. 6 (1978): 12–24.

界，但話說到底，那些實驗的確在腦部恆定（恢復平衡）的問題上提供了我們重要的訊息。

在將狗的後腳連接到電流上之後，學者觀察到：「狗在頭幾次電擊時非常害怕，牠又是尖叫又是全身甩動，並被觀察到瞳孔放大、眼球突出、毛髮豎直、耳朵後貼（成飛機耳），尾巴夾在兩腿之間。其他的表現還包括排斥性的排便與解尿，外加一眾自律神經系統在激烈作動的徵狀。」

被初次電擊完的狗在脫離束縛後，「（牠）緩緩地在房間裡走來走去，看似鬼祟、遲疑，而且很不友善。」在第一波電擊過程中，狗的心率增加到比休息時的基線心率高出每分鐘一百五十下。電擊結束後，狗的心率降回到比基準心率低每分鐘三十下，為時整整一分鐘。

經過後續的電擊，「狗的行為慢慢有所改變。在電擊過程中，感覺恐怖的徵象不見了。取而代之的是狗開始看似飽受折磨、煩躁，或是焦慮，但就是沒有害怕的感覺。比方說狗會哀鳴，但不會尖叫，同時也沒了解尿、脫糞或掙扎的現象。然後在實驗告一段落且突然獲釋後，狗開始衝來衝去，跳到人身上，尾巴狂搖，這按我們當時的說法，就是『一陣喜不自勝』。」

在第二波電擊中，狗的心率僅小幅高於休息時的基線水準，且時間只有短短幾秒鐘。電擊結束後，心率巨幅放緩至每分鐘比休息時的基線水準低六十次，是第一波電擊後降幅的兩倍，而且狗整整花了五分鐘之久才回復到休息時的正常基線心

率。

換句話說，反覆接受痛苦的刺激會讓狗的心境與心率進行類似的適應。初始的反應（痛苦）會愈來愈短且愈來愈弱，事後的反應（愉悅）則會愈來愈長也愈來愈強。痛苦化身為高度戒備，高度戒備又化身為「一陣喜不自勝」。符合戰／逃擇一反應的高度心率增加變身成最低限度的心率增加，再變身成長時間的「緩脈」，又稱心跳過緩，也就是只有在深度休息狀態中才見得到的極緩心率。

是人都沒辦法讀到這項實驗而不為狗掬一把同情的眼淚，但那所謂的「一陣喜不自勝」代表的是一種令人心癢的可能性。透過往爽痛平衡的痛端壓下去，說不定我們真可以達成一種更持久的爽感來源？

事實上這也不是什麼多新穎的創見。古代賢哲早就觀察到類似的現象。早在逾兩千年前，蘇格拉底就曾（在柏拉圖執筆的〈蘇格拉底不怕死的理由〉中）暢談過痛苦與愉悅之間的關係：

> 人稱愉悅的這種東西，你說奇怪不奇怪！它竟然會莫名其妙地與咸認為它的死對頭牽扯在一塊兒，也就是痛苦！這哥倆好永遠不會同時在一個人的身上出現，問題是你只消尋求其中一樣並成功獲得，那你幾乎注定也會被奉送另外一樣，就好像它們連在同一顆頭部底下似的⋯⋯不論你在何處找到其中一

樣，另一樣也一定會緊跟在後。所以就我的例子而言，自從我因為腳鐐而感到腿疼以來，愉悅似乎也已經隨後跟上。[113]

　　美國心臟內科醫師海倫・陶希格（Helen Taussig）在一九六九年的《美國科學家》期刊上發表過一篇文章，當中她描述了雷擊倖存者的第一人稱體驗。「我鄰居的兒子在從高爾夫球場返家時被閃電打中。他被拋到地上，短褲變得破破爛爛，大腿處被燒得一片焦黑。當同伴將他攙扶起來時，他嘴裡大喊著『我要死了，我要死了』。他的腿變得毫無知覺而且又青又紫，行動能力完全喪失。但等他被送到最近的醫院後，他的人卻幸福到要升天。他的脈搏低到一個不行。」[114] 這跟狗的「一陣喜不自勝」是不是很像，像到就連蝸牛般的脈搏都一樣。

　　我們每個人都體驗過某種版本的「痛極而爽」。或許跟蘇哲一樣，你也注意到過自己曾在身體微恙後心情格外舒爽，抑或你曾在運動之後感覺到所謂「跑者的高潮」，甚至還有人會

113 R. S. Bluck, *Plato's* Phaedo: *A Translation of Plato's* Phaedo (London: Routledge, 2014), https:// www.google.com/books/edition/Plato_s_Phaedo /7FzXAwAAQBAJ?hl=en&gbpv=1&dq=%22how+strange+would+appear +to+be+this+thing+that+men+call+pleasure%22&pg=PA41&printsec=fro ntcover.

114 `Helen B. Taussig, "'Death' from Lightning and the Possibility of Living Again," *American Scientist* 57, no. 3 (1969): 306–16.

在看完恐怖片感覺到莫名的愉悅。如果痛是我們爲了爽而必須付出的代價，那爽就是我們付出痛苦後所能兌換到的獎勵。

毒物興奮反應背後的科學原理

毒物興奮反應作爲科學的一個分支，研究的是對人施予少至中量有毒與／或致痛之刺激所能得到的有益效應，而這裡的有毒或致痛刺激包括寒冷、熾熱、重力變化、輻射、節食與操勞。毒物興奮反應的原文 Hormesis 源自古希臘文的 hormáein，意思是：使……作動；驅動、敦促。

艾德華・J・卡拉布雷斯（Edward J. Calabrese）作爲美國毒物學者且身兼毒物興奮反應領域的權威，形容這種現象是「生物系統爲了調和環境或自選之挑戰而做出的適應反應，爲的是改善系統之功能性與／或對更多嚴峻挑戰的耐受性」。[115]

理想生活環境是攝氏二十度的蠕蟲若被放置在高溫（攝氏三十五度）中兩個小時，則牠們的壽命將可以延長百分之二十五，且比起未經高溫洗禮的同類有高出百分之二十五的機

---

115 Edward J. Calabrese and Mark P. Mattson, "How Does Hormesis Impact Biology, Toxicology, and Medicine?," *npj Aging and Mechanisms of Disease* 3, no. 13 (2017), https://doi.org/10.1038/s41514-017-0013-z.

會熬過後續的高溫。[116] 惟過量的高溫會造成反效果。在攝氏三十五度中待上四小時而非兩小時，會讓蠕蟲對後續高溫的耐受性降低，壽命也會縮短四分之一。

果蠅在離心機中被轉動二到四週後不僅活得比控制組久，而且生命週期尾聲的活動力也會提高，這包括牠們可以比普通同類飛得更高、飛得更久。[117] 惟轉動超過二到四週的果蠅就享受不到這樣的刺激紅利了。

二戰尾聲的日本在一九四五年遭到過兩顆原子彈攻擊，當時居住在落彈處外圍的日本人中，有若干接受到低劑量輻射者曾展現出略長於普通人的壽命與略低於正常值的罹癌率。當然住在落彈點近處的居民就沒有這麼幸運了，他們有二十萬人當場殞命。

這篇論文的作者群提出了一個理論，他們認為「低強度刺激引發的 DNA 損毀修補、刺激誘發的細胞凋亡促成變異細胞的移除，還有刺激誘發的抗癌免疫反應促成癌細胞被消滅」，

---

116 James R. Cypser, Pat Tedesco, and Thomas E. Johnson, "Hormesis and Aging in *Caenorhabditis Elegans,*" *Experimental Gerontology* 41, no. 10 (2006): 935–39, https://doi.org/10.1016/j.exger.2006.09.004.

117 Nadège Minois, "The Hormetic Effects of Hypergravity on Longevity and Aging," *Dose-Response* 4, no. 2 (2006), https://doi.org/10.2203/dose-response.05-008.minois. 讀到這篇研究時，我想像自己在我家附近遊樂園裡的「地心引力」設施裡轉上兩到四個星期，要知道「地心引力」就像是個轉速大概每分鐘三十三轉的直立酒桶，可以在感覺地板不見前創造出大約 3G 的離心力效果。考量到果蠅的生命週期是五十天，這相當於人類連玩五十年的「地心引力」。那些可憐的果蠅！

是輻射性毒物興奮反應能裨益人體的主因。[118]

　　需要注意的是這些發現都不是沒有爭議，後續不乏有發表在知名《柳葉刀》期刊上的論文對其加以駁斥。[119]

　　間歇性斷食與熱量的限制延長了齧齒類與猴群的壽命，同時也強化了牠們對老齡相關疾病的抵抗力，此外的好處還包括血壓降低跟心率變異性的上升（譯注：健康人的心跳間距並非固定，而是每次心跳會有約幾十毫秒的微小差異，此種差異就稱之為心率變異，可用於評估自律神經失衡、疾病和死亡率；心率變異低下是人類死亡的危險因子）。[120]

　　近年間歇性斷食的相對風行，主要是做為減重跟改善身心狀態的一種手法。斷食的操作選項包括隔日斷、週一日斷、（醒後）前八小時斷食、一日一餐斷食、一六八斷食（一日當中斷食十六小時，利用另外八小時進食）等。

　　美國知名深夜脫口秀主持人吉米・金莫（Jimmy

---

118 Shizuyo Sutou, "Low-Dose Radiation from A-Bombs Elongated Lifespan and Reduced Cancer Mortality Relative to Un-Irradiated Individuals," *Genes and Environment* 40, no. 26 (2018), https://doi.org/10.1186/s41021-018-0114-3.

119 John B. Cologne and Dale L. Preston, "Longevity of Atomic-Bomb Survivors," *Lancet* 356, no. 9226 (July 22, 2000): 303–7, https://doi.org/10.1016/S0140-6736(00)02506-X.

120 Mark P. Mattson and Ruiqian Wan, "Beneficial Effects of Intermittent Fasting and Caloric Restriction on the Cardiovascular and Cerebrovascular Systems," *Journal of Nutritional Biochemistry* 16, no. 3 (2005): 129–37, https://doi.org/10.1016/j.jnutbio.2004.12.007.

Kimmel）就從事間歇性斷食。「我迄今維持了兩年的一個操作是每星期餓自己兩天……星期一跟四我會一天攝取不到五百大卡，然後另外五天我會像豬一樣狂吃。你的目標是讓身體猜不透你，讓它被你耍得團團轉。」[121]

沒多久前，這樣的斷食行為還可能被理直氣壯地貼上「飲食失調」的標籤，畢竟熱量攝取不足有其顯而易見的壞處。但時至今日，斷食在某些圈子裡已經是理所當然，甚至被認為十分養生。

．．．．．．．．．．．．．．．．．．

那運動呢？

運動的當下對細胞是有毒的，主要是運動會導致體溫升高、有害氧化物的出現，以及氧與葡萄糖的匱乏。但放大格局來看，我們有鋪天蓋地的證據顯示運動有益健康，且欠缺運動

121　Aly Weisman and Kristen Griffin, "Jimmy Kimmel Lost a Ton of Weight on This Radical Diet," *Business Insider,* January 9, 2016.

的生活，尤其是長期久坐進食——整天坐著吃東西——而且又不運動的生活，會導致致命的後果。

運動可以促進分泌許多參與正向情緒調節的神經調節物質：多巴胺、血清素、正腎上腺素、腎上腺素、內源性大麻素，還有內源性鴉片類胜肽（內啡肽）。[122] 運動可以催生出新神經元與輔助之的神經膠質細胞。運動甚至可以降低毒品使用跟成癮的機率。

科學家在讓老鼠享受古柯鹼吃到飽的六週前先裝設滾輪讓牠們跑步，結果是牠們在古柯鹼的誘惑前不僅比較晚淪陷，而且就用毒的頻率而言也淪陷得不如不運動的老鼠徹底。這項發現在海洛因、甲基安非他命與酒精的實驗裡都成功獲得複製。即便運動是被強加在動物身上而不是讓牠們自願為之，其自發性的毒品用量也同樣有減少的現象。

在人類身上，國高中與成年初期的高運動量是用毒量較低的預測指標。運動已經證明有助於已有毒癮者戒毒或減毒。

在每一門已完成調查的動物中（譯注：動物界現有三十四門），多巴胺對運動迴路的重要性都已獲得證實。秀麗隱桿線蟲作為一種蠕蟲跟結構最為簡單的一種實驗室動物，會釋放出多巴胺

---

122 Anna Lembke and Amer Raheemullah, "Addiction and Exercise," in *Lifestyle Psychiatry: Using Exercise, Diet and Mindfulness to Manage Psychiatric Disorders*, ed. Doug Noordsy (Washington, DC: American Psychiatric Publishing, 2019).

來回應顯示區域性食物充足的環境刺激。多巴胺在物理運動中的古老角色扮演，脫不開其在提供動機上的重要性：爲了取得我們渴望的東西，我們少不了多巴胺提供的幹勁，我們必須拿到多巴胺供我們所用。[123]

當然啦，多巴胺在今時今日早已不稀罕，我們不用離開沙發也拿得到多巴胺。相關的調查報告顯示典型的美國人如今每天醒來後會有半數的時間坐著，這比半世紀前成長了百分之五十。[124]來自全球其他富國的資料也大同小異。人類的演化曾讓我們爲了競爭有限的食物來源而日行數十公里，[125]這麼一想，你就能明白能躺不坐、能坐不站的現代生活對人有多大的殺傷力。

我偶爾會想，我們現代人會這麼想要成癮，會不會有部分原因是毒品讓我們想起了我們還有眞正的身體。那些最受歡迎的電玩作爲一種毒品，裡面有各種會跑、跳、爬、射、飛的

---

123 Daniel T. Omura, Damon A. Clark, Aravinthan D. T. Samuel, and H. Robert Horvitz, "Dopamine Signaling Is Essential for Precise Rates of Locomotion by *C. Elegans*," *PLOS ONE* 7, no. 6 (2012), https://doi.org/10.1371/journal.pone.0038649.

124 Shu W. Ng and Barry M. Popkin, "Time Use and Physical Activity: A Shift Away from Movement across the Globe," *Obesity Reviews* 13, no. 8 (August 2012): 659–80, https://doi.org/10.1111/j.1467-789X.2011.00982.x.

125 Mark P. Mattson, "Energy Intake and Exercise as Determinants of Brain Health and Vulnerability to Injury and Disease," *Cell Metabolism* 16, no. 6 (2012): 706–22, https://doi.org/10.1016/j.cmet.2012.08.012.

螢幕分身。智慧手機需要我們在頁面之間捲動，要我們點擊螢幕，聰明地利用我們重複性動作這個古老的習慣，那很可能是我們千百年來研磨麥子或採集莓果所習得的能力。至於現代人會性成癮，則可能是因為那是迄今仍廣為社會接受的最後一項，能「動手動腳」的活動。

但我們想得到真正的幸福，一大關鍵就在於我們要離開沙發，去動一動我們真正而非虛擬的身體。像我就跟我爸媽說過，每天在家附近走個半小時也好，半小時就能讓他們感受到效果。畢竟擺在我們眼前的鐵證都在告訴我們：運動比起任何一種我能開出的藥物，都更能有益於我們調適心境、化解焦慮、增強認知、補充能量與提高睡眠品質。[126]

••••••••••••••••••

只不過自找（痛）苦吃比起找樂子，前者要困難多了，畢竟討皮痛從根本上違反了我們趨爽避痛的本能反射，因此這麼做會徒增我們在認知上的負擔：我們必須時時提醒自己先苦後甘或先痛後爽的道理，而對這種反人性的事情我們極其容易失憶。我知道我必須每天早上重新複習一遍痛苦的好處，這樣

126 B. K. Pedersen and B. Saltin, "Exercise as Medicine—Evidence for Prescribing Exercise as Therapy in 26 Different Chronic Diseases," *Scandinavian Journal of Medicine and Science in Sports* 25, no. S3 (2015): 1–72.

我才做得到勉強自己起床去運動。

　　不追求愉悅卻反而要去追求痛苦，還會遇到文化上的阻力，畢竟現代生活中無所不在的訊息都是「對自己好一點」，而我們要做的事卻與此背道而馳。佛教教人要在痛苦與愉悅之間找到中庸之道，但如今即便是中庸之道也已遭到了「方便霸權」的汙染。[127]

　　由此我們必須主動把痛苦找出來，然後邀請它進入我們的生活。

以痛制痛

　　刻意用痛去克制痛，已經是至少從希波克拉底以來就有的做法，而被奉為醫學祖師爺的他早在西元前四百年的《格言》（*Aphorisms*）中就曾寫道：「當身上有兩個地方同時痛起來時，較痛的一邊會弱化另外一邊。」[128]

　　用疼痛或有害的刺激物去治療疼痛疾病的案例，在醫學史上所在多有。偶爾被稱為「英雄療法」的拔罐、（用高溫板子使皮膚）起水泡、燒灼與艾灸等做法都屬於在一九○○年之

127　Tim Wu, "The Tyranny of Convenience," *New York Times*, February 6, 2018.

128　Hippocrates, *Aphorisms*, accessed July 8, 2020, http://classics.mit.edu/Hippocrates/aphorisms.1.i.html.

前十分普及的痛楚療法。英雄療法的風行程度在進入二十世紀後開始走下坡，是因為醫學界發現了藥療。

隨著藥物治療的問世，以痛制痛在人們眼中等同起庸醫或江湖郎中。但隨著藥物治療的局限與傷害於近幾十年來浮上檯面，世人對非藥物式的治療又重新燃起了興致，而這當中就也包括以痛覺為賣點的療法。

二〇一一年，在一篇刊登於主流醫學期刊上的文章中，克里斯琛・史普倫格（Christian Sprenger）偕其來自德國的同事，提出了實證來支持希波克拉底對痛的古老認知。他們使用神經造影（腦部的即時實況畫面）來研究熱與其他痛覺刺激施加在手臂與腿部的效應，而受試對象是二十名健康的年輕男性。

他們發現由初始刺激造成的主觀痛感會隨著第二次痛覺刺激的施予而有所減緩。[129] 再者納洛酮作為一種鴉片類接受器的阻斷劑，足以讓上述現象無法發生，而這就代表痛覺的施加會觸發人體分泌內源性（也就是自製的）鴉片類胜肽。

二〇〇一年，北京中國中醫科學院劉鄉教授在《科學通報》上發表了一篇論文，重新探討了相傳千百年的針灸療法，並嘗試從現代科學的角度去剖析其運作原理。他主張針灸的有

---

129 Christian Sprenger, Ulrike Bingel, and Christian Büchel, "Treating Pain with Pain: Supraspinal Mechanisms of Endogenous Analgesia Elicited by Heterotopic Noxious Conditioning Stimulation," *Pain* 152, no. 2 (2011): 428–39, https://doi.org/10.1016/j.pain.2010.11.018.

效性是以痛擔任中介，而針頭的插入則是其主要的致痛機制：「可以傷害組織的針頭是一種可以誘發痛感的有害刺激物……其目的就是要用小痛來抑制大痛！」[130]

　　納洛酮作爲鴉片類接受器的阻斷劑，目前正以可能的慢性痛療法之姿在接受探索。其應用概念是透過將鴉片類成分的效應阻斷（包含人體自行生成者如內啡肽，亦稱腦內啡），我們就能騙過身體，讓身體增加分泌鴉片激素來作爲一種適應反應。

　　二十八名患有纖維肌痛的女性連著十二週每天都服用一錠低劑量四點五毫克的納曲酮藥丸，另外還每天服用糖丸（安慰劑）達四週之久。纖維肌痛是一種慢性疼痛，其病因不詳，但被認爲與個體內建的疼痛門檻較低有關。

　　這是一場雙盲實驗，意思是不論是受試的女性或醫療團隊都不知道受試者吃的是納曲酮還是安慰劑。每位受試女性都領到了一台手持式電腦來逐日記錄自身的痛覺、疲憊程度與各種症狀。她們持續這樣的記錄到停止用藥的四週之後。

　　研究的作者群報告說：「比起服用安慰劑的期間，受試者

130　Liu Xiang, "Inhibiting Pain with Pain—A Basic Neuromechanism of Acupuncture Analgesia," *Chinese Science Bulletin* 46, no. 17 (2001): 1485–94, https://doi.org/10.1007/BF03187038.

在服用低劑量納曲酮的期間體驗到痛覺分數的顯著下降。她們的回報還顯示在服用低劑量納曲酮的期間，其生活的整體滿意度與心情都有所改善。」[131]

．．．．．．．．．．．．．．．．．．

　　腦部電療作為一種治療精神疾病的手法，始見於一九〇〇年代初期。一九三八年四月，烏戈・瑟列提（Ugo Cerletti）與盧奇諾・比尼（Lucino Bini）對一名四十歲的病患進行了史上第一場簡稱 ECT 的電痙攣治療，而他們對這名病患的描述是：

　　「他純用一種費解的胡言亂語在自我表達，裡面只有各種怪誕的新詞，且自從沒買票的他搭火車從米蘭抵達以來，他都沒有任何身分可以供我們確認。」[132]

　　在瑟列提與比尼第一次通電到病患腦部的時候，他們觀

131 Jarred Younger, Noorulain Noor, Rebecca McCue, and Sean Mackey, "Low-Dose Naltrexone for the Treatment of Fibromyalgia: Findings of a Small, Randomized, Double-Blind, Placebo-Controlled, Counterbalanced, Crossover Trial Assessing Daily Pain Levels," *Arthritis and Rheumatism* 65, no. 2 (2013): 529–38, https://doi.org/10.1002/art.37734.

132 Ugo Cerletti, "Old and New Information about Electroshock," *American Journal of Psychiatry* 107, no. 2 (1950): 87–94, https://doi.org/10.1176/ajp.107.2.87.

察到：「他全身肌肉猛然繃緊而在床上跳動了一下，接著就立刻在意識清楚的狀態下癱軟在床上。這名病人隨即拉高嗓門唱起歌，然後又陷入沉默。用狗做實驗的經驗告訴我們電壓設定得太低了。」

正當瑟列提與比尼爭論起要不要提高電壓再來一次時，那名病人大叫了一聲：「Non una seconda! Mortifera!」（不要再電了！我會沒命！）然後瑟比二人對此充耳不聞，還是照樣電了他第二次——誰叫活在一九三八年的他要坐霸王車到米蘭還神祕兮兮地沒有身分可查。

等這病人從第二次電擊緩過來之後，瑟列提與比尼觀察到他：「主動坐了起來，冷靜地用模糊的微笑觀察起四下，就好像用表情在詢問自己該做些什麼。我問他：『你剛剛經歷了什麼？』他收起了原本的胡言亂語，一本正經地答道：『我不知道，可能是睡著了吧。』這第一號病人後來又分兩個月接受了十三次電療，並根據報告在完全康復的狀況下出了院。」

順利延續到今天的電療不僅有其實效，而且遠比過往人道。肌肉鬆弛劑與癱瘓劑可避免痛苦的肌肉收縮。麻醉劑則讓病人可以在整個療程中，維持睡眠或大體上無意識的狀態。所以今天的我們已經沒辦法說痛覺在扮演電療的中介因子。

惟儘管如此，電療還是提供了毒物興奮反應的刺激給大腦，而這刺激又進一步激發了廣泛的補償反應來確保身體的爽痛恆定：「電療帶動大腦宏觀與微觀環境裡各種神經生理學

以及神經化學變化。牽涉到基因表達、功能性連結、神經化學物質、血腦屏障之可滲透性、免疫系統變動等各方面的多元變化,都曾有人認為是電痙攣治療具有療效的主因。」[133]

· · · · · · · · · · · · · · · · · ·

大衛,那個對處方箋興奮劑成癮而住進醫院的害羞電腦迷,你應該沒忘記吧?

出院後的他跟著我們團隊裡一名優秀的年輕治療師,展開了每週一次的暴露療法。暴露療法的基本原則是以不斷升高的增幅,讓人暴露在讓他們產生不舒服的情緒到想逃跑的罪魁禍首之中,不論那玩意兒是處於群眾之間、開車度過橋梁,還是身處在飛機上,並藉此強化人耐受這種活動的能力,甚至讓人有朝一日能樂在其中。

尼采有句名言,曾讓其之前與之後的人類心有戚戚焉:「殺不死我的,讓我更加強大。」

由於大衛的罩門是跟陌生人講話,因此他接到的第一個任務就是強迫自己去跟同事閒聊。

「治療師給我的回家功課,」他在相隔數月後跟我說,「是

133 Amit Singh and Sujita Kumar Kar, "How Electroconvulsive Therapy Works?: Understanding the Neurobiological Mechanisms," *Clinical Psychopharmacology and Neuroscience* 15, no. 3 (2017): 210–21, https://doi.org/10.9758/cpn.2017.15.3.210.

要去廚房、休息室或職場上的咖啡廳，然後隨機找人攀談。我有一個腳本是：『嗨，我叫大衛。是軟體開發部門的。你呢？』我設了三個時段：午餐前、午餐中，跟午餐後。然後我要從一到一百自評在攀談前中後的壓力程度，其中一百代表我主觀壓力的最大值。」

在一個我們身上什麼東西都可以拿來計數——走路步數、呼吸次數、心跳次數——的時代裡，在某事上加上一個數字已經成為我們掌握經驗與描述經驗的一個手段。對我來說，把事情量化並不是我的第二天性，但我也學會了適應，畢竟這種自我意識的手法似乎在我所處的矽谷很能引起共鳴，誰叫這裡滿坑滿谷地都是科學本位的電腦宅跟工程師呢。

「所以你在跟人互動前感覺如何？嗯，我是說你的壓力值是多少？」我問。

「事前是一百，因為我嚇壞了。我臉紅到不行，還卯起來飆汗。」

「你怕的是什麼？」

「我怕在人前被笑，也怕他們會把人資或警衛找來，因為我看起來好像個神經病。」

「結果呢？」

「結果我擔心的事情全都沒有發生。沒有人一通電話撥給人資或警衛。我盡可能沉浸在那個當下，一方面讓自己接受焦慮的洗禮，一方面對花時間跟我互動的人也是一種尊重。那些

互動維持了大概有四分鐘吧。」

「那你事後感覺又是如何？」

「事後大概四十分吧。焦慮少了很多。所以我維持了這一天三次的行程好幾週，事情也慢慢愈來愈上手了。甚至我還開始挑戰起職場以外的對象。」

「願聞其詳。」

「在星巴克，我會刻意去跟櫃檯的夥伴小聊。這我以前是絕對不會這麼做的。以前我都是用手機點餐來避免與與人互動。但這次我特意去櫃檯跟人點了咖啡。我最怕的是在人前說出什麼蠢話或做出什麼蠢事。原本一切都很順利，直到我在櫃檯上灑出了一點咖啡。我當時尷尬死了。我把這事跟治療師說了，沒想到她叫我去再來一遍──我是說灑出咖啡──她要我故意去把咖啡灑出來。於是照她的指示，我後來跑到星巴克去灑了一遍咖啡。我覺得很緊張，但也慢慢習慣了。」

「你在笑什麼？」

「我簡直無法相信我的人生改變了多少。我不像以前那樣戰戰兢兢了。我已經不需要像以前那樣凡事都得計畫好，生怕一個不小心就得與人互動。現在的我可以搭上滿員電車，而不會像以前那樣，得為了等人少的下一班或下下一班而遲到。我開始真正能享受與這輩子不會再見面的人見面。」

．．．．．．．．．．．．．．．．．

　　亞歷克斯・洪諾德（Alex Honnold）之所以有名，是因為他以不帶繩索的自由攀登方式，攻克了優勝美地公園裡的酋長岩，而他在腦部造影中被發現有著比正常值低下的杏仁核活動。對大多數人而言，杏仁核是我們在看到恐怖照片時，腦部會在功能性磁振造影中亮起的區域。

　　學者在研究了洪諾德的腦部之後有了一個推測，那就是他生來就比一般人少了一些內建的恐懼感，而科學家推測這便是他得以完成如此超人攀岩成就的原因。

　　但洪諾德本人並不認同這樣的解讀：「我單人徒手攀岩的經驗非常多，同時我也不斷在精進我的攀岩技巧，這些才是我舒適圈比一般人大得多的真正原因。由此我在做的事情乍看很恐怖，但其實於我來說只是還好而已。」[134]

　　關於洪諾的腦部差異有一個最合理的解釋，那就是他經由神經適應的過程，發展出了對恐懼的耐受性。我猜他最初的腦部在對恐懼的敏感性上與一般人並無不同。至於他的大腦會變成現在這副模樣，是因為他經過多年的訓練，大腦已經不會對恐懼的刺激產生反應。想嚇到洪諾德的大腦要比嚇到一般人的大腦難很多，因為他不斷讓自己暴露在玩命的挑戰中，而且

---

134 Mark Synnott, *The Impossible Climb: Alex Honnold, El Capitan, and the Climbing Life* (New York: Dutton, 2018).

還愈玩愈大。

值得注意的是爲了幫他那「無所畏懼的大腦」拍照，洪諾德在要進入功能性磁振造影機器前曾看起來幾乎要恐慌發作，而這一點告訴我們的是恐懼的耐受性會隨著體驗性質的不同而改變，並不見得能一概而論。

亞歷克斯·洪諾德與我的病人大衛其實攀爬的是同一座恐懼的山頭。如果說洪諾德的大腦適應了不帶繩索攀岩的恐怖，那大衛就是磨出了心上的繭，並由此變得能忍受焦慮，變得對自己跟自己的生存能力產生一份基於本領的自信。

以痛制痛，以焦慮制焦慮。這種做法不但不合直覺，而且還違反了我們一百五十年來對如何因應疾病、壓力與不適的所知所學。

對痛成癮

「我慢慢了解到我愈是因爲冷水一開始的震撼而感覺到痛，」邁可說，「我之後就會愈『嗨』。於是我開始想方設法要玩大一點。

「我買了一台冰肉的冷凍櫃，那是一台有蓋子且內建冷卻盤管的冰槽，然後每晚在當中放滿水。等到早上，水面會結成薄薄一層冰，溫度則會降至華氏三十度出頭（華氏的冰點是三十二度）。在進去之前我得先破冰。然後我在書上讀到說體

溫會在幾分鐘後讓水溫上升，除非水有在流動，就像有個漩渦那樣。於是我買了個馬達來搭配冰水澡。這樣我就能維持人在水裡的時候水溫不會上升。我另外還買了張水冷循環床墊來搭配我的睡床使用，並將之設定到最涼，大概是華氏五十五度（譯注：攝氏十三度）的水準。」

說到這裡，原本滔滔不絕的邁可突然停下來了。他歪頭看著我並笑了出來說：「哇嗚，我講起洗冰水澡⋯⋯簡直就跟毒蟲沒兩樣嘛。」

・・・・・・・・・・・・・・・・・

二○一九年四月，緬因大學的艾倫・羅森瓦瑟教授（Alan Rosenwasser）用電郵聯絡我，主要是我不久前跟同事聯名出版了一本書，而他想要其中講到用運動去治療成癮的那一章內容。羅森瓦瑟教授與我素昧平生。但在取得出版社的許可之後，我寄出了那一章。

大約一週之後，他又給我捎來了信，這次他信中的內容如下：

> 感謝分享。一個我注意到你沒有討論到的問題是老鼠跑滾輪是屬於一種自發行爲還是病態行爲（運動成癮）的模型。有些動物會因爲被關在滾輪中而表現出可被認定爲過度運動的跑步行爲，另外有一項

研究顯示野生的齧齒類會使用被遺留在戶外的滾輪。

信的內容讓我覺得很有趣，於是我立馬回了信。接下來的一系列對話，就是羅森瓦瑟教授在滾輪問題上讓我獲益良多的過程，畢竟他這四十年來都在研究被稱為「(生理)時鐘領域」的晝夜節律。

「人類剛開始這方面研究的時候，」羅森瓦瑟教授跟我說，「我們有一個錯誤的假設是我們可以用滾輪去追蹤動物的自發性活動狀況，藉此掌握牠們休息與運動的比例。但慢慢地到了某個點上，我們注意到滾輪並不是死的東西，它們其實在老鼠眼中是很有趣的。而成人海馬迴神經生成，就是我們注意到這點的其中一項契機。」

所謂成人海馬迴生成，指的是在幾十年前，我們發現了不同於傳統的想法，人類其實是可以在中年甚至老年生成新神經元的。

「新神經元可以被生成並融入到神經迴路中的這一點確立後，」羅森瓦瑟接著說，「我們想刺激神經生成的一個好辦法就是利用滾輪（行為），要知道其效果之優甚至超越了豐富的環境（比方說複雜的迷宮）。而這也為滾輪研究開啟了一個全新的時代。

「事實證明，」羅森瓦瑟教授說，「分泌內源鴉片類激素、多巴胺、內源性大麻素之神經路徑除了是控制滾輪行為的神經

路徑外，也同時是推動強迫性用毒的神經路徑。很重要的一點是，跑滾輪並不見得是一種健康的生活模式。」

簡單講，滾輪也是一種毒品。

今天有一條全長兩百三十公尺的複雜迷宮，當中不論是水、食物、挖掘材料或巢穴都一應俱全——換句話說這是一片保證老鼠不會無聊的廣大區域——同時還有一個滾輪，身處於其中的老鼠會把大部分時間花在滾輪上，複雜的迷宮則被晾在一旁。

齧齒類一旦開始使用起滾輪，想停下來就很難了。牠們在滾輪上跑動的距離會遠高於牠們在平面跑步機上或在迷宮中的數據，這遠非牠們在自然環境中會有的運動量。

關籠且能接觸到滾輪的齧齒類會一直跑到牠們的尾巴上彎到都快碰到自己腦袋且掰不回去的程度：滾輪愈小，尾巴就彎得愈嚴重。有些老鼠會直接跑到一命嗚呼。[135]

滾輪的位置、新鮮感、複雜性都會影響其被使用的程度。

野生小老鼠喜歡方形滾輪甚於圓形滾輪，也喜歡內建有障礙物的滾輪甚於一路平坦的滾輪。牠們會在滾輪上展現出非比尋常的協調性與運動能力。一如在滑板公園裡的青少年，牠

---

135 Chris M. Sherwin, "Voluntary Wheel Running: A Review and Novel Interpretation," *Animal Behaviour* 56, no. 1 (1998): 11–27, https://doi.org/10.1006/anbe.1998.0836.

們會「任由自己往前或往後地被反覆帶到將近滾輪弧頂的地方，會到輪子外側的頂端跑步，也可能會靠著尾巴平衡然後在輪子的外側往『上』跑」。

在其一九九七年度以滾輪為題的文獻回顧中，舒爾文（C. M. Sherwin）推測了滾輪所內建的增強特質：

> 滾輪的三度空間特質對動物而言，可能是一種正增強。在跑滾輪的時候，動物會部分靠著外生性（外來）的力量──滾輪的動能與慣性──體驗到速度感與方向感的快速變動。這種體驗可能會產生增強的效果，類似（某些）人類會很享受遊樂園裡的遊樂設施，特別是那些在垂直平面上移動的機具……這類在動物身上出現的動能改變，不太可能會在「自然」的環境中被體驗到。

荷蘭萊登大學醫學中心的約翰娜·梅耶（Johanna Meijer）與尤里·羅伯斯（Yuri Robbers）在野生小鼠棲息的都會區放置了一個有滾輪的籠子，然後在人跡罕至的一處沙丘上也放了一個。他們在兩地各放了一台錄影機來記錄所有來訪的動物，為期兩年。

結果來使用的動物有數百例。「觀察結果顯示一年到頭都有野生小鼠前來跑步，且都會綠地那兒的數量會在晚春緩增並在夏天達到峰值，沙丘的數量則會在夏天中晚期增加並於晚秋

達到高峰。」[136]

　　滾輪的毒並不是野外小鼠的專利。其他來跑步的動物還包括鼩鼱、大鼠、蝸牛、蛞蝓與青蛙，牠們大都在與滾輪的刻意接觸中展現出某種目的。

　　作者群的結論是「即便沒有相關的食物獎勵，滾輪本身也可以被當作一種獎勵來體驗，而這也顯示了與覓食無關之動機體系的重要性」。

．．．．．．．．．．．．．．．．．

　　極限運動如花式跳傘、風箏衝浪、滑翔翼、雪車、高山（滑板）滑雪、瀑布泛舟、攀冰、高山越野腳踏車、峽谷鞦韆、高空彈跳、低空跳傘、飛鼠裝滑翔，都能狠狠壓在爽痛平衡的痛端。激烈的痛楚／恐懼加上腎上腺素的飆升，創造出的就是一種強效的毒品。

　　科學家已經證實了光是壓力一項因素就可以增加多巴胺在大腦獎勵路徑上的分泌量，進而帶動與古柯鹼和甲基安非他

136 Johanna H. Meijer and Yuri Robbers, "Wheel Running in the Wild," *Proceedings of the Royal Society B: Biological Sciences*, July 7, 2014, https://doi.org/10.1098/rspb.2014.0210.

命使用者如出一轍的腦部改變。[137]

　　一如我們會因為反覆的暴露而對愉悅刺激產生耐受性，我們也可以經由反覆暴露而對疼痛刺激產生耐受性，進而使我們的腦部平衡被重設到痛端。

　　一項針對花式跳傘者（實驗組）與划船者（控制組）進行的研究顯示，反覆進行跳傘者會更可能終其餘生罹患所謂的失樂症，也就是完全體驗不到喜悅的狀況。

　　論文作者群寫到「花式跳傘跟成癮行為有許多相似處，且與『自然嗨』（natural high）的頻繁接觸恐導致失樂症」。[138] 我不確定在一萬三千英尺的高空往飛機外面跳能不能算是一種「自然嗨」，但我確實認同作者的整體結論：花式跳傘可以令人成癮，並可能在反覆從事後導致人長期開心不起來。

　　科技讓我們把人類的痛楚極限再往前推。

　　二○一五年七月十二日，超級馬拉松選手史考特・朱瑞克（Scott Jurek）創下了跑完阿帕拉契山徑的最速紀錄。他從

---

137 Daniel Saal, Yan Dong, Antonello Bonci, and Robert C. Malenka, "Drugs of Abuse and Stress Trigger a Common Synaptic Adaptation in Dopamine Neurons," *Neuron* 37, no. 4 (2003): 577–82, https://doi.org/10.1016/S0896-6273(03)00021-7.

138 Ingmar H. A. Franken, Corien Zijlstra, and Peter Muris, "Are Nonpharmacological Induced Rewards Related to Anhedonia? A Study among Skydivers," *Progress in Neuro-Psychopharmacology and Biological Psychiatry* 30, no. 2 (2006): 297–300, https://doi.org/10.1016/j.pnpbp.2005.10.011.

喬治亞州出發抵達緬因州共跑了兩千一百八十九英里（譯注：
約三千五百三十七公里），只用了四十六天八小時又七分鐘。能達
成此一壯舉，他靠的是以下這些科技與裝備：輕量防水隔熱的
服裝、有「氣網」散熱設計的跑鞋、支援全球定位系統的衛星
追蹤器、支援全球定位系統的手錶、iPhone 手機、水分補充
系統、電解質補充片、鋁質可折疊健行手杖、「工業級噴霧水
罐」、「（供我冷卻核心體溫的）冰塊降溫器」[139]、每天六到七千
大卡的熱量，還有由箱型保母車頂的太陽能板所驅動的氣動壓
縮腿部按摩器——至於保母車的司機則由他太太跟工作人員輪
替。

　　二〇一七年十一月，路易斯・皮尤（Lewis Pugh）在南極
附近只有華氏二十六度（約攝氏零下三度）的水域中游了一公
里，而且只靠身上一條泳褲。為了抵達挑戰的地點，他得從老
家南非循空運與海運前進到英屬南喬治亞島這個偏僻的英國離
島，並且他一完成在南極冰泳的壯舉，就旋風式被工作人員帶
到鄰近的船上，在那兒他泡了熱水，然後花了五十分鐘的時間
讓核心體溫回到正常水準。要不是身邊有這些人陪著，他十條
命都不夠死。

---

139 Kate Knibbs, "All the Gear an Ultramarathoner Legend Brings with Him on the Trail," Gizmodo, October 29, 2015, https://gizmodo.com/all-the-gear-an-ultramarathon-legend-brings-with-him-on-1736088954.

　　亞歷克斯‧洪諾德能徒手爬上九百餘公尺的酋長岩，看似已經是返璞歸眞到極致的人類成就。沒有繩索、不靠裝備，有的只是一個人用將死生置之度外的勇氣與技巧單挑重力。但話說回來，他能夠最終完成這樣的壯舉，靠的還是先「全副武裝，繩索用好用滿地在（他最後選擇的）『搭便車』路線上練習了數百個小時，期間他鉅細靡遺地排演好了每一個關卡的爬法，按順序記住了數以千計手部與腳步的微妙動作」[140]。

　　洪諾德爬上酋長岩的過程由專業劇組拍成紀錄片，成爲了數百萬人看過的《赤手登峰》，他在社群媒體上獲得廣大的追捧，並在全球範圍內一炮而紅。名利雙收作爲我們多巴胺經濟體系的另外一個維度，也貢獻了這些極限運動的成癮潛力。

　　「過度訓練症候群」是一種廣爲人知但細節成謎的症狀，好發於耐力型運動員，特別是那些訓練量多到運動已經產生不了內啡肽的運動員。[141]原本該有的內啡肽大量消失，取而代之的是這些運動員會覺得被掏空跟不舒服，就好像他們的獎勵平衡刷爆了額度，直接罷工了一樣。我的病人克里斯對鴉片類藥

140 Mark Synnott, "How Alex Honnold Made the Ultimate Climb without a Rope," *National Geographic* online, accessed July 8, 2020, https://www.nationalgeographic.com/magazine/2019/02/alex-honnold-made-ultimate-climb-el-capitan-without-rope.

141 Jeffrey B. Kreher and Jennifer B. Schwartz, "Overtraining Syndrome: A Practical Guide," *Sports Health* 4, no. 2 (2012), https://doi.org/10.1177/1941738111434406.

物失去反應，跟這就有點異曲同工之妙。

　　我並不是說每個從事極限運動或耐力型運動的人都會成癮，而是說隨著效力、用量與持續時間的增加，我們對任何物質或行為的成癮風險都會被放大。任誰朝天秤痛端傾斜得太用力又太久，都有可能落得一個持續性多巴胺匱乏的下場。

．．．．．．．．．．．．．．．．．

　　過多的痛，或是過強的痛，都可以增加人對痛上癮的風險，至少這是我在臨床上觀察到的現象。我的一名病人跑量大到她腿骨習慣性骨折，但即使這樣她也沒有說就不跑了。另一名病人則是用鋒利的刀片把她的前臂內側跟大腿骨劃開，這樣她才能得到快感，也才能讓她心中久久不去的反芻思緒冷靜下來。明明這麼做會留下疤痕或造成感染，但她就是停不下來。

　　而我一把她們的行為歸納成成癮行為，並照著成癮病人該受的治療去治療她們，她們的狀況就好轉了。

工作成癮

　　工作狂是我們社會上廣為人知的成員，其中矽谷又恐怕是這種人的大本營，畢竟每週一百小時的工時跟全年無休的待命，在那裡都是家常便飯。

　　二〇一九年，在每個月都要出差的日子過了三年後，我

決定限縮出差，以便讓工作與家庭生活能夠回歸平衡。一開始我很老實地讓人知道我這麼做的原因：我想要多留點時間跟家人相處。但很多人對於我用「想多跟家人相處」這種不食人間煙火的嬉皮理由婉拒他們的工作邀約，顯然很不能接受。他們覺得不滿，覺得被冒犯。搞得我最後只能對外宣稱我另有工作安排，結果抗議的人變少了。似乎是我只要不去休息，那他們就稍微能接受我不能替他們工作。

　　看不見的前進動機，已經融入白領工作的組成中，這包括分紅與股票選擇權的承諾，乃至於升遷的誘惑。即便是在像醫療領域中，醫護人員也會看更多病人、開更多處方、施作更多手術，只因為他們受到某種動機的驅動。我每個月都會收到一份生產力報告，而其評估標準是看我替診所收進多少金額的費用。

　　相對之下，藍領工作愈變愈機械化，愈來愈跟工作本身的意義脫鉤。在其勞動受益者遠在天邊而看不見的情況下，他們在職場上的自主性低、薪資收益少、職業的使命感弱。零碎的流水線工作讓他們連成就感也支離破碎，跟終端消費者的接觸也少得可憐，但這兩者其實都正是人內在工作動機的核心。導致藍領階層「用力工作／也用力玩」的心態，強迫性的過度消費成為他們苦勞一天之後，必備的自我慰勞。

　　這就造成了一個並不奇怪的現象：高中可能都沒念完的低薪工作者出現史上工時的新低，受過良好教育的上班族則做

到爆肝。[142]

　　截至二〇〇二年，薪資落在前兩成的勞工比起最後兩成的勞工，前者工時偏長的機率就已經是後者的兩倍，而且這趨勢還在持續擴大中。經濟學者猜測會有這種現象，是因為在經濟食物鏈中位階較高者，其工作的經濟誘因也比較大。

　　我有時候也一栽進工作就攔不太住自己。那種專注在工作中的「心流」本身也是一種毒品，也會釋放多巴胺來創造一種專屬的高潮。這種專心致志的狀態固然在現代化的富有國家中很受獎勵，但這也可以是一種陷阱，而我們一旦掉進去，就會失去與親朋好友的親密聯繫，讓我們的生命變得只有工作。

對於痛的判決

　　就好像在回答自己他究竟有沒有對冷水澡成癮的問題似的，邁可開口說道：「我從來沒有讓場面失控。有兩到三年的時間，我每天早上都泡十分鐘的冰水澡。如今我已經沒有那麼迷這玩意兒了，我現在平均一週只泡三天。

　　「真正酷的是，」他接著表示，「這已經變成一種家庭活動，甚至是我們會跟朋友一起做的事情了。吸毒本來就有社交

142 David R. Francis, "Why High Earners Work Longer Hours," National Bureau of Economic Research digest, accessed February 5, 2021, https://www.nber.org/digest/jul06/w11895.html.

的成分。在大學時代，很多人都會跟朋友一起用力開趴，而開趴就代表他們會排排坐喝酒酒，或是一起把一行行古柯鹼吸進鼻孔。

「現在我已經不會一個人拚命泡冰水了。現在的狀況是我們有幾個朋友會過來我們家……他們會帶著孩子一起來，然後我們會開個冷水趴。我把訂做的水槽設定在華氏四十五度左右（約攝氏七度）的水溫，然後所有人輪流進去泡，而且還會跟熱水的浴缸輪流泡。我們準備了計時器，然後會相互打氣，要泡的人撐下去，包括小朋友。這個風潮也已經在我們的朋友圈流行起來。我們朋友圈裡有一群女子會每週一次在灣區聚會。她們會把自己脖子以下都泡進水裡，至於水溫則控制在華氏五十來度。」

「泡完之後呢？」

「我也不知道耶，」他笑道。「她們大概會出門去找女人家的樂子吧。」

我們相視而笑。

「你好幾次說過自己這麼做是因為那能讓你感覺活著。你可以稍微說明一下嗎？」

「我其實並不真的喜歡活著的感覺。毒品跟酒精曾是我能夠喜歡活著的一個辦法，但這兩樣東西我現在都碰不得了。我看著別人在『開趴』，心裡多少會有點嫉妒，因為他們可以用我做不到的方式去逃避生活。我看得出來他們暫時鬆了一口

氣。冷水會讓我想起活著的感覺也可以還不差。」

. . . .

消費太多的痛覺，或是消費的痛覺過痛，我們就會讓自己陷入強迫性、毀滅性過度消費的風險。

但如果我們消費痛覺的量與強度都剛剛好，「用小痛去抑制大痛」，那我們就能找到通往以毒攻毒的療癒之路，並搞不好還可以偶爾「喜不自勝」一波。

第八章

徹底的誠實

　　所有的主流宗教跟倫理規範都不乏在其道德教誨中納入誠實的要求。我每一位達成長期戒癮的病人，都靠著實話實說維繫了恆久的心理與生理健康。我自身也認定了徹底的誠實在有助於限縮強迫性的過度消費之餘，更根本就是人要把日子過好的核心前提。

　　問題是，說實話要如何具體地改善我們的生活？

　　首先，且讓我們接受一件事情，那就是說實話是痛苦的。人類千萬年來都有要說謊的腦部設定，而我們也都不曾抗拒，差別只在我們敢不敢於承認而已。

　　孩子說謊可以從兩歲開始。孩子愈聰明，他們不老實的機會就愈高，謊說得也愈好。三到十四歲之間的說謊頻率會下降，原因可能是孩子開始意識到說謊會傷害到別人。另一方面，成年人比孩子更善於講複雜且反社會的謊言，畢竟他們具備更強大的策畫能力，圓謊需要的記憶力也更加先進。

　　成年人平均每天說零點五九到一點五六個謊。[143] 如果童謠說「**騙子騙子，火燒褲子**」屬實，那大家的屁屁應該都會冒著微微的煙才是。

---

143 Silvio José Lemos Vasconcellos, Matheus Rizzatti, Thamires Pereira Barbosa, Bruna Sangoi Schmitz, Vanessa Cristina Nascimento Coelho, and Andrea Machado, "Understanding Lies Based on Evolutionary Psychology: A Critical Review," *Trends in Psychology* 27, no. 1 (2019): 141–53, https://doi.org/10.9788/TP2019.1-11.

　　欺騙的能力並不是人類的專利。動物界用謊言之刃或謊言之盾來求取生存的例子，可以說俯拾皆是。以隱翅甲科的甲蟲來說，牠們就能假扮螞蟻來混入蟻窩。具體而言牠們會散發一種讓牠們聞起來與螞蟻無異的化學物質。一旦進到蟻窩，隱翅蟲就會大啖螞蟻的卵與蛹。

　　但當然認真要比說謊，人說第二，沒有動物敢說第一。

　　演化生物學者推測人類語言的發展就能解釋我們為什麼傾向於說謊，又為什麼這麼善於說謊。這個故事是這麼說的。智人的演化隨大型社群的形成達到了高峰，而大型社群之所以可能，靠的是溝通形式的日益精密複雜，主要是溝通系統愈完備，人際合作才能愈上層樓。惟用來合作的語言也可以欺騙或誤導。也就是說語言愈先進，謊言就愈精美。

　　有些人認為謊言代表一種適應上的優勢，因為說謊有助於人類競逐稀缺的資源。但在不虞匱乏的世間說謊，則會讓人暴露在被孤立、渴望毒品、病態過度消費的多重風險中。其原因且聽我娓娓道來。

‧‧‧‧‧‧‧‧‧‧‧‧‧‧‧‧‧‧

　　「你氣色不錯，」我對隔桌而坐的瑪麗亞說，這時是二〇一九年四月。她深棕色的頭髮被整理得專業且飄逸。她身穿保守且扣到領子的襯衫跟寬鬆長褲。她笑容可掬且精神抖擻，看起來非常振作。我治療了她五年，她在我面前一直都是這個

形象。

　　從我認識瑪麗亞到現在，她酗酒的毛病就一而再再而三地復發。她來找我的時候，就已經靠著參加戒酒無名會跟與該會的贊助人合作而慢慢在好轉了，她偶爾來掛我的號，爲的是向我拿藥。我滿確定的一點是她教我的事情比我教了她的事情還多。像我學到的其中一件事情就是她之所以能戒癮成功，實話實說絕對是居功厥偉的基本功。

　　但她從小學到的卻正好是人不能太老實。她的母親酗酒到會記憶斷片，甚至還會載著她酒駕。她的父親拋家棄子好幾年，而且去了哪兒還不讓人說。事實上直到現在，瑪麗亞都寧可出於對父親隱私的尊重而不肯透露。爸媽都如此靠不住的她只好一肩挑起照顧弟妹的責任，但同時她又得粉飾太平，讓外界看不出他們家有任何異狀。在瑪麗亞自身的酒癮也開始浮現的二十來歲時，她已經能毫無頓挫地轉換在不同版本的現實中。

　　爲了說明誠實在她戒酒新生命中的重要性，她跟我說了這樣一個故事。

　　「我下班回到家，發現了一個亞馬遜的包裹在等著馬力歐。」

　　馬力歐是瑪麗亞的弟弟。她跟她的先生迪亞哥與馬力歐同住，一方面爲的是相互有個照應，一方面是想在矽谷的高檔房市中省點房租。

「雖然包裹不是署名給我，但我還是決定打開。我內心隱隱知道這麼做不好。以前我也開過他的包裹，結果他氣炸了。但我也知道我可以回收再利用上次用過的理由：我看錯了，畢竟我們的名字拼法很像。我跟自己說我辛苦幹了一整天活，有點小小的開箱樂趣實在不為過。不過我其實也不記得包裹裡是什麼了。

「我開箱完包裹後又將之重新封好，放回到其他的郵件中。說真的，我壓根忘了這回事。馬力歐幾小時後回到家，就立刻指控我開了他的包裹。我騙他說我沒有。他繼續追問，我也繼續矢口否認。他不斷說著：『這看起來就是被開過了啊。』而我則不斷說著：『反正不是我。』然後他就非常不爽地拿著郵件跟包裹進到房間裡，並狠狠地把門甩上。

「我那晚睡得很不好。隔天一早我就知道自己錯了。我走進了馬力歐跟迪亞哥在吃早餐的廚房說：『馬力歐，我是開了你的包裹。我知道那是你的東西，但還是開了。然後我還想要掩飾，想要騙人。我真的很抱歉，請你原諒我。』」

「跟我說說為什麼誠實對妳的戒癮那麼重要，」我說。

「還在喝酒時的我絕對不會承認事實。還在喝酒時的我什麼謊都說，也從來不為自己做過的事情負責。我說了一大堆謊，而且很多謊的內容根本兜不攏。」

瑪麗亞的先生迪亞哥曾跟我說過，瑪麗亞以前會躲在廁所裡喝酒，而且還會把蓮蓬頭打開來掩耳盜鈴，渾然不知那雖

然蓋掉了開瓶聲，卻沒蓋掉她從門後藏匿處把開瓶器拿出來時的金屬撞擊聲。他形容以前的瑪麗亞可以一口氣喝掉一手，也就是六瓶啤酒，重點是她還會在喝完以後把瓶子裝滿水，把瓶蓋黏回去。「她真的以為我聞不到膠水味，喝不出水跟啤酒的差別嗎？」

瑪麗亞說：「我扯謊是為了掩蓋我喝酒的事實，但我說的謊還不只如此。有些無關痛癢的謊我也照說不誤，什麼我要去哪兒啊，我何時要回家啊，我為什麼遲到啊，我早餐吃了什麼啊，我無謊不說。」

瑪麗亞發展出了說謊的慣性。她一開始說謊是為了掩蓋她有個酗酒的母親跟一個拋家棄子的父親，再來是為了掩蓋她自身的酒癮，最終則變成為了說謊而說謊。

說謊的慣性，是個人超級容易掉進去的陷阱。我們沒有人不從事常態性的說謊，只是多數時候我們都渾然不覺。我們的這些謊言是如此的微不足道且難以察覺，以至於我們會說服自己我們說的也算實話，不然就是告訴自己那不重要，即便我們知道那也是謊話。

「我跟馬力歐坦承錯誤的那天，雖然我知道他會生氣，但我也知道自己的人和生命都蛻變了。我知道我終於願意認真去過不一樣而且更好的生活了。我受夠了那些在我腦子深處堆積如山的小小謊言，它們讓我無時無刻不感到內疚，感到害怕……內疚於我說了謊，害怕被人戳破。我意識到只要實話實

說，我就不用去擔心這些有的沒的。我可以自由。在我跟弟弟自首了包裹之事後，那便成了我們姊弟關係變親近的踏板。我招認之後回到樓上，感覺神清氣爽。」

．．．．．．．．．．．．．．．．．

徹底的誠實——不分大小，一視同仁地只說實話，特別是當實話會暴露我們的弱點，招致某些後果的時候——不僅能拉著我們擺脫各種癮頭，更能有助於我們所有人在這個獎勵飽和的生態系中活出更均衡的生活。誠實在許多層面上，都能帶著我們步向成功。

首先，徹底的誠實可以讓我們更深刻地意識到自己的所作所為。再者，誠實可以培育出親密的人際關係。第三，誠實可以通往真切的自傳，而這又能讓我們不僅為現在的自己，也為未來的自己負起責任。最後，誠實是會傳染的，而且還有機會為我們擋掉將來可能陷入的癮頭。

覺察

早先我描述過希臘神話中關於奧德修斯的故事來說明物理式自縛。其實那個故事還有個不大為人所知的後記，而且還跟我在此要說的事情脫不了干係。

各位應該還記得奧德修斯要他的船員把他綁在帆船的桅

杆上來避免被賽倫的歌聲魅惑。但其實認眞想想，他直接在耳朵上抹上蜂蠟來當成耳塞，不是更簡單嗎？畢竟他給船員的命令就是要他們這麼做，不是嗎？更何況這樣也可以讓他自己少受很多折騰。奧德修斯並不是喜歡自討苦吃，而是若他希望這些賽倫女妖可以被剷除殆盡，那就得有人聽到她們的歌聲並活著把消息帶回去。奧德修斯在九死一生返航後，把故事帶了回去，並藉此消滅了賽倫女妖們。這名英雄就這樣用說的，「說死」了妖怪。

奧德修斯的神話凸顯了行爲改變中的一項關鍵：複述我們的經驗，就能讓我們將之控制在掌中。不論是在心理治療的脈絡下，還是跟戒酒無名會的贊助人對話、跟神父告解、跟朋友傾訴，還是在日記中卸貨，實話實說都能讓我們喘一口氣，甚至讓我們頭一次看清自己的所做所爲，尤其是那些我們彷彿在不知不覺中，就這麼做出來了的事情。

在我拚命讀言情小說的那段期間，其實我也只是隱隱約約地意識到自己在幹麼。也就是說，我一方面當然意識到了自己在做什麼，但同時我也沒有眞正意識到自己的行爲有什麼意義。這種像在做白日夢的半夢半醒，在成癮者身上是很典型的現象，很多人管它叫「否認」，也就是自欺欺人。

從中造成否認現象的，經常是一種大腦獎勵路徑與高層次大腦皮層之間的斷點，要知道平日讓我們得以講述生活事件、理解行事後果、擬定未來計畫的，就是這些大腦皮層

區域。許多形式的戒癮都牽涉到強化跟更新這些大腦區塊的聯繫。

神經科學家克里斯琛‧拉夫（Christian Ruff）與同事研究了誠實的神經生物機轉。[144]在一場實驗中，他們邀請受試者共一百四十五人參與一場在電腦介面上擲骰子贏錢的遊戲。在每一次投擲前，電腦螢幕會顯示每一種結果所對應的獎金，最高金額可達九十瑞士法郎，約當一百美元。

不同於在賭場裡賭博是一翻兩瞪眼，這場實驗中的受試者可以對投擲的結果說謊來增加他們的獎金。學者可以比對回報成功投擲的平均百分比與完全誠實狀況下的五十／五十機率來判定受試者作弊到什麼程度。不意外地受試者頻繁地說謊。相較於完全誠實狀態下該有的五成勝率，受試者宣稱他們擲出得獎點數的比率高達百分之六十八。

接著研究者使用電力去強化了受試者前額葉皮層的神經元活性，為此他們使用的是一種叫做經顱直流電刺激（tDCS，Transcranial Direct Current Stimulation）的工具。前額葉皮層作為大腦的核心就位在額頭的正後方，且參與了人腦中包含決策、情緒調節、未來計畫等各主繁複的流程。前額葉皮層同時

---

144 Michel André Maréchal, Alain Cohn, Giuseppe Ugazio, and Christian C. Ruff, "Increasing Honesty in Humans with Noninvasive Brain Stimulation," *Proceedings of the National Academy of Sciences of the United States of America* 114, no. 17 (2017): 4360–64, https://doi.org/10.1073/pnas.1614912114.

也是人說故事時不可或缺的大腦重鎮。學者發現當前額葉皮質的神經活性上升，說謊的情形就會減半。此外他們還發現誠實比率的增加「並不能用物質利益的改變或道德信念去解釋，同時也無關乎受試者的衝動、冒險意願、心境」。

學者得到的結論是誠實的強化可以透過前額葉皮質的刺激為之，而這一點也符合學界認為「人腦演化出了各種機制去控制複雜的社交行為」之看法。

這場實驗讓我納悶起：誠實行事是否可以刺激前額葉皮質的活化。於是我用電郵聯絡了人在瑞士的克里斯琛・拉夫，問他對這個問題有何看法。

「如果刺激前額葉皮質可以使人變得更加誠實，那更加誠實是否也可能可以反過來刺激前額葉皮質的活性呢？會不會實話實說也可以強化我們大腦中特定區域的活躍性與興奮程度，讓我們更能去計畫未來、調節情緒、延緩滿足呢？」我問。

他的回覆是：「妳的問題不是沒有道理。我沒有確切的答案，但我的直覺也同樣告訴我一個專門的神經流程（像是牽涉到誠實的前額葉流程）應該能在反覆使用中獲得強化，畢竟這種情形在各式各樣的學習中都看得到。就像神經心理學之父唐諾・赫博（Donald Hebb）說過的，哪些神經一起作用，哪些神經就會一起牽手。」

我喜歡他的答案，因為這暗示著練習實話實說有可能可以強化特定的神經迴路，就像學習外語、彈鋼琴、玩數獨也可

以強化某些迴路。

　　一如戒癮者的真實生活體驗，實話實說可以改變大腦，讓我們得以更加意識到爽痛平衡，也更加意識到在推動過度消費的心理流程，並進而去改變自身的行為模式。

· · · · · · · · · · · · · · · · · ·

　　我對自己沉迷言情小說的病識感，萌芽於二〇一一年，當時我正在加州的聖馬提歐醫學中心（San Mateo Medical Center）指導一群精神科住院醫師該如何跟病人討論成癮行為。我不需要你來告訴我這有多諷刺。

　　我人在醫學中心一樓的教室跟九名精神科住院醫師談話，主題是怎麼跟病人就用毒與酗酒進行一場往往非常棘手的對話。我在演講中途停了下來，邀請學生加入一個學習的過程：「請你們兩兩一組，討論一下你們想要改變的習慣，然後腦力激盪一下你們打算用何種步驟來做出這種改變。」

　　學生們常見會在這個活動中討論的項目有：「我想要多運動」、「我想要少吃糖」。換句話說，都是些安全的題目。嚴重的癮頭，即便他們有，也通常會被略過。惟儘管如此，藉由討論他們不是很滿意並想要改變的這些小毛病，學生還是稍微體會到病患跟身為醫療人員的他們進行這類對話，大概會是什麼感覺。另外就是這個活動也提供了一定的機會讓他們增進對自身的認識。

我意識到因為同學的人數是奇數，所以我也必須跟某位學生兩兩一組。結果我的搭檔是一名輕聲細語、思慮纖細的年輕人，他整堂課上下來都非常專心聽講。我首先扮演起病患，好讓他能練習醫療技巧。接著我們又互換了立場。

他問我我有沒有什麼想要改變的行為。他溫柔的態度讓我敢於坦白，但依舊讓我驚訝的是我開始跟他分享起我熬夜看小說的「普通級」版過程。我並沒有明言我看的是什麼小說，也沒有把我著迷的嚴重程度讓他知道。

我說：「我會看小說看到三更半夜，有點影響到我的睡眠。我想要改變這一點。」

一聽到自己這麼說，我就知道我是真沒冤枉自己了。我是真的看小說看得太誇張，也是真的想要改變這一點了。但其實在那之前，我並不是十分確定自己有沒有太過分跟有沒有想要改。

「妳為什麼想要改變這一點呢？」他問，這是動機訪談中的標準提問，也是一種由臨床心理學家威廉・R・米勒（William R. Miller）與史提芬・侉爾尼克（Stephen Rollnick）發展出來探究內在動機與化解猶豫不決的諮商手法。

「因為看小說已經妨礙到我在工作上與跟孩子相處上的能力。」我說。

他點了點頭，「這些聽起來都是很好的理由。」

他說得沒錯。這些都是好理由。在把這些理由大聲說出

來的過程中，我第一次意識到我的行為是如何在衝擊著我的生活與我在乎的人。

他接著問：「改變這項行為，代表你得放棄什麼？」

「我得放棄閱讀的樂趣，閱讀是我很鍾愛的逃避。」我當即回答，「但那種樂趣比不上我的家庭跟工作重要。」

又一次透過大聲說出來，我意識到了我真正的想法。我重視家庭與工作甚於我自身的樂趣。而為了彰顯前兩者於我的價值，我必須放棄強迫性且被我當成一種逃避的閱讀習慣。

「妳可以為了這種改變踏出怎樣的一步呢？」

「我可以跟我的電子閱讀器一刀兩斷。太容易取得便宜的小說，是我熬夜看它們的原因。」

「聽起來是個好主意，」他笑著說道，我的病人角色扮演也就此告一段落。

隔天我繼續思考著這段對話。我決定跟言情小說「分手」一個月。而為此我首先就去把電子閱讀器收了起來。頭兩個禮拜我歷經了低門檻的戒斷現象，具體而言這包括焦慮與失眠，特別是晚間就寢之前，因為那原本是我會翻開小說的重點時間。我已經忘記了怎麼不靠小說入睡。

那個月的月底，我開始感覺好一點，也開始允許自己重新開始接觸言情小說，我打算恢復有所節制的閱讀。

但實際上我又開始欲罷不能地狂讀起限制級的小說，我連著兩晚熬夜並因此感到疲憊不堪。但如今我既已知道我的敵

人的真面目——一種強迫性且自我毀滅的行為模式——那種所謂的閱讀樂趣就少掉了一大半。我於是決心徹底與這種行為劃清界線。我的白日夢走到了終點。

誠實是親密人際連結的催化劑

實話實說可以把人的距離拉近，特別是當我們願意展現自身脆弱一面的時候。這聽起來有點反直覺，因為我們會直觀地認為揭露自身缺陷只能把人嚇跑。理論上這麼說沒有錯，我們人格上的缺陷與過錯確實應該讓人想跟我們保持距離，這才符合邏輯。

但實際上的狀況正好相反。別人會朝著不完美的我們靠過來。他們會在支離破碎的我們身上看到他們自身的軟弱與人性。他們會很放心於你是他們在自我懷疑、恐懼與軟弱中的夥伴。

....

我跟強迫性自瀆成癮的傑可布在他復發之後的數月乃至數年間會斷斷續續地面談。那段期間他持續成功戒斷了性成癮。力行實話實說，特別是跟他的妻子毫無保留，是他能持續戒癮成功的基石。在我們的某次面談中，他與我分享了一個故事，一個發生在他與妻子恢復同居後不久的故事。

傑可布的妻子在搬回共有的家一天之後，就在收拾浴室

時，注意到浴簾的掛鉤少了一個圈圈。她問傑可布知不知道那
是怎麼回事。

「我僵了，」傑可布告訴我，「我完全知道那個浴簾圈圈
怎麼了，但我不想告訴她。我有千萬個理由不想說實話。那已
經是很久以前的事情。我說了她一定會生氣。我跟她現正處於
復合的蜜月期，說了只是搬石頭砸自己的腳。」

但他隨即提醒自己謊言跟偷偷摸摸的行為曾對他們的關
係產生何等的侵蝕性。他在她搬回來前答應過他要無條件對她
沒有祕密。

「所以我跟她說：『那圈圈被我拿去當成某台（自慰）機器
的零件，大概是快一年前的事情，那是在妳離開之後的事情，
距離現在已經很久了。但我答應過妳要誠實，所以我這才告訴
妳。』」

「那她的反應是？」我問。

「我想她會跟我說我們到此為止，她要離開我。但事實證
明她並沒有對我大吼大叫。也沒有離開我。她把手放上我的肩
膀說：『謝謝你跟我實話實說。』接著她便抱住了我。」

. . . .

親密感就是其自身的多巴胺來源。催產素作為一種與陷
入愛河、親子鍵結、終身性伴侶配對有重大關聯的荷爾蒙，會
在大腦的獎勵路徑上，連結存在於多巴胺分泌神經元的接受

器，並強化獎勵迴路上的通道作動。換句話說，催產素會帶動腦中多巴胺的濃度增加[145]，這是二〇一七由史丹佛大學神經科學家 Lin Hung（亦寫成 Lin W. Hung）、勞勃·馬連卡等人的發現。

在他與妻子坦白真相，也得到了妻子的溫暖與同理後，傑可布多半體驗到了催產素與多巴胺在自身獎勵路徑上的驟升，而這也將鼓勵他以後繼續這麼做。

相對於實話實說是人際連結的黏著劑，對高多巴胺商品的強迫性過度消費則正好是人際連結的殺手。這類消費會導致孤立與漠然，主要是這類毒品會替換我們從人際關係中獲得的獎勵。

實驗顯示自由的老鼠會本能地去釋放另一隻被困在塑膠瓶中的同類。[146] 但一旦自由的老鼠獲得了海洛因吃到飽的待遇後，牠們就不會再去管別人的閒事了，其理由很可能是牠們忙

---

145 催產素還會導致血清素（5-HT）在多巴胺主要目標——依核（伏隔核）——處的分泌，事實上血清素在依核處的分泌比起多巴胺的分泌，前者對於促進利社會行為的重要性要更高。惟利社會行為的潛在成癮性很可能得歸因於多巴胺的同步分泌。Lin W. Hung, Sophie Neuner, Jai S. Polepalli, Kevin T. Beier, Matthew Wright, Jessica J. Walsh, Eastman M. Lewis, et al., "Gating of Social Reward by Oxytocin in the Ventral Tegmental Area," *Science* 357, no. 6358 (2017): 1406–11, https://doi.org/10.1126/science.aan4994.

146 even E. Tomek, Gabriela M. Stegmann, and M. Foster Olive, "Effects of Heroin on Rat Prosocial Behavior," *Addiction Biology* 24, no. 4 (2019): 676–84, https://doi.org/10.1111/adb.12633.

著享受鴉片類藥物的高潮，沒空去理會同類受困的痛苦。

．．．．．．．．．．．．．．．．．．

任何能促成多巴胺增加的行為都有遭到濫用的可能性。而我在這裡想提的，是一種「坦白春藥」（disclosure porn），畢竟這種現象在當代文化中已經相當普遍，把自己的私生活拿出來消費已經成了一種操控他人的工具，主要是很多人看似坦白不是為了與人產生共鳴跟拉近關係，而是為了圖利自己。

在二〇一八年一場以成癮為題的醫學會議上，我旁邊坐著一位男士自稱曾長期進行戒癮。他那天出席會議是為了跟聽眾分享他戒癮的心路歷程。就在要登台之前，他轉頭對我說：「把衛生紙準備好喔。」這話讓我說實話有點反感。他這種在事前就覺得我應該要感動的態度，讓我不大舒服。

最後他確實圍繞著成癮與戒癮訴說了一個刻骨銘心的故事，但我並沒有感動到落淚。其實我很驚訝自己能這麼冷靜，因為我的體質通常是很容易被受苦跟救贖的故事打動。但在此例中，我不敢說他的故事與事實不符，但聽在我耳裡就是有些做作。他的遣詞用字並不能對應到其背後的情緒。所以我並沒有一種很榮幸能聽到他挖心掏肺與我們分享人生低潮的感覺，我只覺得他想譁眾取寵跟刻意賺人熱淚。也許那只是因為他同一個故事說過太多遍，太多次的重複耗損掉了真誠。但總之不論理由為何，我就是無感。

戒酒無名會中有一種知名的現象叫「酒醉段子」
（drunkalogues），這指的是有人在會上分享他們酒醉後的豐功
偉業，且他們的這些分享不是為了讓人有所警惕或學習，而是
為了搞笑或炫耀。酒醉段子往往會觸發酒癮而不能促進戒癮。
誠實自我剖析與操控話術之間的那條界線，並不明顯，真要說
就是兩者間在內容、口氣、節奏、情緒上有著微妙的不同，難
以言傳但可以意會。

我希望在這兒的分享，包括我自身的跟病人授權我分享
的遭遇，都能謹守分際，留在正直坦誠的這一邊。

真切的自傳能促成真正的負責

關於我們日常生活的那一個個單一且單純的事實，就像
是鎖鏈上的一個個環節，它們只要串聯起來，就可以構成真切
的自傳式論述。自傳式論述是對我們活過的時間一種不可或缺
的測量。我們以自己的人生為題所述說的故事，不僅衡量了我
們的過往，也同時將形塑我們日後的行為。

在以精神科醫師之姿傾聽數萬名病人的二十多年間，我
做成了一個結論，那就是一個人講述其自身故事的方式與風
格，可以在很大程度上標註一個人的心理健康現況，同時也能
預示他們未來的心理健康。

總在故事裡扮演受害者，一切都是別人的錯的病人，往

往現況都不會太好，而且將來也很難改善。這樣的人太忙於怨天尤人，以至於他們無法專注在讓自己戒癮的正業上。相對之下，當我的病人開始說起他們確切該負起哪些責任的故事時，我就知道他們走在了進步之路上。

受害者的論述反映了一種廣大的社會趨勢，我們身在其中會傾向於把自己看成是大環境的受害者，我們會認為我們沒有因為吃的苦而獲得應有的報償或獎勵。今天就算退一步說，某個人真的是受害者好了，他的論述也不能誇大自己受害的程度，否則他也很難走上自我療癒之路。

好的心理治療有一項任務，就是要幫助人說出能發揮療癒力的故事。如果自傳式論述是一條河流，那心理治療要做的就是畫出河流的地圖，甚至疏導河流改道。

療癒的故事會緊貼現實人生的事件。尋求並找到真相，或是用手中的資料去逼近真相，會讓我們有機會去斬獲真切的病識感與理解，而病識感與理解又能讓我們做出有憑有據的選擇。

如我之前所間接提到過，現代心理治療的實務會偶爾有點眼高手低。我們身為心理健康的醫療提供者太過執著於同理兩個字，而忘記了少了責任感的同理心只能是治標不治本的便宜行事。如果在治療師與病人共筆的故事裡，病人是永遠的受害者，永遠只能在他們控制不了的外在力量中隨波逐流，那我們恐怕就只能眼睜睜看著病人到死都走不出來。

　但如果治療師可以幫助病人負起責任，那事情就能另當別論。是說就算我們不能要病人為事情本身負起責任，我們也應該要求他們為自己面對事件的態度負起責任，因為唯有如此，我們才能讓他們獲得力量去繼續自己的人生之路。

　在這一點上，戒酒無名會的哲學與教誨就讓我十分折服。[147] 戒酒無名會常用粗體印在他們手冊上的一大座右銘就是：我有責任。

　除了責任以外，戒酒無名會還強調「嚴格的誠實」是該會哲學的中心戒律，而這些觀念其實同屬一個整體。戒酒無名會的十二個步驟裡的第四步，就是要求其成員要「做一次徹底而無懼的自我品格檢討」，意思是個體要去省思他或她的品格缺陷，乃至於這些缺陷是如何造成了自己的問題。第五個步驟是「承認」，在此其成員要「向上蒼、向自己、向他人承認自己過錯的本質」。這種直截了當、務實，且有系統性的做法，可以產生強大且能催生出質變的影響力。

　我個人體驗到這一點，是在我三十幾歲，於史丹佛進行精神科住院醫師訓練的期間。

　我在本書一開始提到過，頭上永遠有一頂呢帽的心理治療指導者與恩師，他建議我嘗試戒酒無名會那十二個步驟去化

---

147 *Twelve Steps and Twelve Traditions* (New York: Alcoholics Anonymous World Services).

解我對我母親的憎恨。他早在我有這樣的自知之前很久，就意識到我用一種反芻跟成癮的方式在緊抓著內心的憤怒不放。我花了好幾年的時間在心理治療上，為的是想要釐清我與母親的關係，但這麼做的效果似乎只讓我對她更加憤怒，因為她不曾扮演我希望她扮演，而且我覺得我需要的母親。

作為一種慷慨的自我揭露，我的指導老師跟我分享了他是如何花了幾十年時間戒除酒癮，乃至於戒酒無名會的十二個步驟曾如何助他一臂之力。雖然我的問題並不能算是正統的成癮，但他還是本能地察覺到那十二個步驟可以幫助到我，而他也同意陪我一步步去做做看。

我就這樣跟他走過了這些步驟，而那確實是讓我脫胎換骨的一次經驗，尤其是步驟四跟步驟五。我人生中第一次沒有只想著我母親是辜負了我的主觀，我去思考了我在這段緊繃的母女關係中「貢獻」了什麼。我專注去思考了我跟母親較近期的互動，而稍微放過了童年的事件，畢竟童年的我比較沒有什麼責任。

一開始我幾乎不覺得自己在這段出問題的關係中有任何責任。我真心認為自己不論從任何角度去看，都是無辜又無助的受害者。我滿腦子都是她不願意來我家看我或跟我的丈夫與孩子好好相處，但她跟她其他小孩還有孫子的關係卻不錯。我主觀地恨她不能接受我本來的模樣，也主觀地恨她希望我成為不一樣的人——一個更溫暖、更柔軟、更自我貶抑、更不依靠

別人、更風趣的個體。

但然後我咬牙開始了一個非常痛苦的過程，那就是寫下……沒錯，為了使其變得無比真實而在紙上寫下我的人格缺陷，與這些缺點是如何造成我與母親的關係緊張。一如古希臘悲劇之父埃斯庫羅斯（Aeschylus）所說：「我們必須受苦、受苦挺進真相。」

真相是我既焦慮又恐懼，只不過少有人能猜到我是那副模樣。我保持著緊湊的行程，規律的作息，並遵循著奴隸般的應辦事項，一切都是為了控制好我的焦慮。這意謂著其他人常得被迫屈服於我的意志，配合我趕時間。

為人母雖然是我人生中回饋最豐碩的經驗，但我也因此爆發了極端的焦慮。而這也造成我的防衛心跟舒壓手段在我孩子還小的時候，達到了最高峰。回首前程，我意識到當時不論任何人來我家拜訪，都不可能愉快，包括我的親生母親也不能例外。我將家中的大權一把抓，並對任何不按我規矩來的事物都極沒耐性。我拚了命工作，幾乎不留任何時間給我自己、給朋友跟家人，更沒有休閒的空間。的確，那段時間的我一點都不有趣，唯一的例外——我希望——是跟孩子在一起的時候。

至於我恨母親希望我是個不一樣的人一事，我赫然發現我對她也犯下了相同的罪行。我拒絕接受她本來的模樣，我希望她成為某種德蕾莎修女的聖人，降臨在我們家，照顧我們一家大小，包括我的丈夫跟孩子，而且其照料還得恰好符合我們

的需要。

在要求她符合我們對母親／祖母之某種想像的過程中，我變得只能看見她的缺點，至於她的優點則完全被我視而不見，但她明明有很多過人之處。她是一名才華橫溢的藝術家。她極具個人魅力。她風趣且搞笑。她有一顆溫暖的心且樂於付出，但前提是她不能感覺自己受到歧視或遺棄。

在經歷過這些步驟後，我終於能更清晰地看到真相，而隨著真相的出現，我的恨意也慢慢地蒸發。我終於能放下對母親的恨意，像是放下沉重的負擔。那真不是普通的輕鬆！

我自身的療癒，也促成了與母親關係的改善。我不再咄咄逼人，我變得更寬以待人，看待她也不再帶著有色的眼光。我甚至還意識到了我們母女之間摩擦所帶來的許多好處，比方說我變得更有韌性，更加獨立自主，這都是我跟母親合得來一點的話，所達不到的修為。

如今我仍持續在每一段關係中練習這種誠實的態度。我沒有百分之百的勝率，也還是會出於本能地想要把錯怪到別人身上，但如果我夠自我要求、夠努力，我就會意識到我也有該負的責任。而只要我能進入那種狀態，並將實情敘述給自己與他人知曉，那我就能體驗到一種正義與公平的感受，進而將我所渴望的秩序賦予這個世界。

眞切的自傳式描述，還能進一步讓我們出落成一個更有血有肉、更不做作，同時也更自由活在當下的個人。

心理分析學者唐諾‧維尼科特（Donald Winnicott）在一九六〇年代引入了「假我」的概念。[148] 按照維尼科特所說，虛假的自我是一種自我建構的人格，其存在是爲了抵抗令人難以忍受的外來要求與壓力。維尼科特的推測是假我的生成可能導致深刻的空虛感。因爲那裡根本沒有什麼「那裡」，有的只是一片空蕩蕩。

社群媒體的出現催化出了更嚴重的假我問題，主要是社群媒體讓我們可以更輕鬆地在網路上導演出一個與事實不符的生活樣態，甚至於社群媒體還鼓勵我們這麼做。

在他呈現於線上的生活中，我二十來歲的年輕病人東尼會每天晨跑去迎接朝陽，會一整天投身於正面且雄心萬丈的藝術追求中，更不用說他還獲獎無數。只不過現實裡的他幾乎起不了床，會忍不住上網看色情圖文，找不到像樣的工作，而且還孤僻、憂鬱加上有自殺傾向。他的臉書頁面根本未曾反映他眞正的日常。

當我們的生活體驗與投射的形象落差過大時，我們就會

---

148 Donald W. Winnicott, "Ego Distortion in Terms of True and False Self," in *The Maturational Process and the Facilitating Environment: Studies in the Theory of Emotional Development* (New York: International Universities Press, 1960), 140–57.

傾向於感覺到疏離與不真實。我們創造出的形象有多假，我們的感受就會有多假。精神科醫師稱這種感受是「去真實化」與「去個人化」。那是一種很可怕的感受，且往往會讓人萌生自殺的念頭。畢竟一旦我們感覺活得不真實，那去死好像也算不了什麼。

想解除這種假我的毒害，得靠真我。而通往真我的康莊大道就是徹底的誠實。誠實可以將我們綁定在自身的存在上，讓我們感覺自己真切地活在世上。誠實還能舒緩我們為了圓謊所承受的認知重擔，釋出我們想自在活在當下所需的心理能量。

一旦我們不再扮演「假我」，我們就可以更敞開心胸地去面對自己跟他人。一如精神科醫師馬克・艾普斯坦（Mark Epstein）在其所著的《繼續存在》（暫譯，原書名 Going on Being）中談到自身前往真我的心路歷程，「我不再拚命想要控制自己的環境，我開始感覺到活力充沛，開始找到平衡，開始允許我能自由自在地與自然世界跟內在的自我感覺到某種聯繫。」[149]

---

149 Mark Epstein, *Going on Being: Life at the Crossroads of Buddhism and Psychotherapy* (Boston: Wisdom Publications, 2009).

誠實會傳染……就跟說謊一樣

二〇一三年，我的病人瑪麗亞正處於她酗酒問題的高峰。她動不動就會在在地的急診室裡交出酒精濃度達違法程度四倍的抽血樣本。她丈夫迪亞哥承擔起了照顧她的主要責任。

只不過在此同時，迪亞哥也苦於自身的食物成癮問題。以五呎一吋（譯注：約一五五公分）的身高，他的體重竟高達三百三十六磅（譯注：約一五二公斤）。後來是等到瑪麗亞不喝酒了，迪亞哥才有了動力去對抗他食物成癮的毛病。

「看到瑪麗亞開始戒癮，」他說，「我也才有了動機想改變自己的生活。瑪麗亞還在喝酒的期間，我基本上可以很放心地想幹麼就幹麼。我知道自己這樣下去不是辦法，我對自己的身體也沒有安全感，但真正讓我動起來的，還是那個戒了酒的瑪麗亞。我看出她在愈變愈好，而我不想被她拋下。

「所以我買了支運動手環，我開始上健身房，我開始計算熱量……光是計算熱量就讓我意識到我吃了多少。然後我展開了生酮飲食跟間歇性斷食。我戒掉了宵夜，也不再在早上運動前吃東西。我跑步。我做重訓。我意識到飢餓是我可以忽視的訊號。今年（二〇一九）我重一九五磅（譯注：約八十八公斤），我睽違良久地又測出了正常的血壓。」

在臨床執業的過程中，我常看到家庭中的某個成員開始戒癮，然後很快就有另外一名成員也加入戒癮的行列。我看過

老公戒酒在前而老婆停止偷人在後的案例，也看過家長戒菸在前而孩子緊跟其後的情形。

$$\cdots\cdots\cdots\cdots\cdots$$

　　我之前提到過一九六八年史丹佛棉花糖實驗，當中有三到六歲的孩子接受了延遲滿足能力的測試。他們被單獨留在空房間裡與盤中的一顆棉花糖大眼瞪小眼，並被告知若能忍個十五分鐘不吃掉第一顆糖，那他們就可以連同第二顆糖一起享受。等待可以讓他們的獎勵翻倍。

　　二○一二年，羅徹斯特大學的學者把這場經典的實驗拿來做了一個很關鍵的修改。一群孩子在進行棉花糖實驗前先歷經了被爽約的經驗：學者先行離開房間，並對實驗組的孩子表示只要按個鈴，他們就會回來，結果這些大人並沒有說到做到。[150] 控制組的孩子也被告知了一樣的事情，但大人這次有說到做到。

　　結果控制組的孩子比起實驗組的孩子，前者願意等待第二顆棉花糖的時間比後者長四倍，也就是十二分鐘。

$$\cdots\cdots\cdots\cdots\cdots$$

150　Celeste Kidd, Holly Palmeri, and Richard N. Aslin, "Rational Snacking: Young Children's Decision-Making on the Marshmallow Task Is Moderated by Beliefs about Environmental Reliability," *Cognition* 126, no. 1 (2013): 109–14, https://doi.org/10.1016/j.cognition.2012.08.004.

　　對於瑪麗亞戒除酒癮啓發了迪亞哥去處理自己的食慾問題，還有當大人守信的時候，孩子們會比較能夠節制自己的衝動，我們可以如何去理解呢？

　　我的理解方式是去區分我所謂的豐盈心態與匱乏心態。實話實說可以催生出豐盈的心態，說謊會造成匱乏的想法。至於這兩者各是什麼，請聽我娓娓道來。

　　當我們身邊人都十分可靠且對我們實話實說，包括對我們說到做到，我們就會對這個世界充滿信心，也會對我們生活在其中的未來感到有信心。我們會覺得自己可以倚靠他們跟這個世界，覺得可以相信這世界是個有秩序、可預測跟不危險的地方。由此即便活在匱乏的現實中，我們都會相信事情最終可以好轉。這就是豐盈的心態。

　　反之若身邊的人都在對我們說謊或失信，那我們對未來就會比較沒信心。這個世界會顯得比較不安全，比較難以讓人相信會有秩序、可預測跟不危險。我們會因此進入到競爭求生的狀態，並偏好短線好處甚於長線利益，即便我們其實已經相當富裕也是一樣：這就是匱乏的心態。

　　神經科學家華倫・比克（Warren Bickel）團隊的一場實驗，觀察受試者在閱讀過一篇呈現豐盈以及呈現匱乏的敘述文段落後，他們願意延後獲得金錢獎勵滿足的趨勢各會受到何種影響。

　　呈現了豐盈狀態的文章是這麼說的：「在工作上你剛獲得

升遷。你有機會移居到一個你一直想生活在其中的區域，**或者**你可以選擇留在原處。不論如何，公司都付給你一筆優渥的搬家費用，並告訴你零錢不用找了。更不用說你會加薪到原本的兩倍。」

至於呈現匱乏狀態的段落則是這麼寫的：「你剛丟了工作。你現在得搬去一個你很不喜歡的社區跟親戚住，而且為了搬家你將用光所有的積蓄。你不符合失業補助的資格，所以在重新就業前將徹底沒有收入。」[151]

學者不意外地發現讀了匱乏段落的受試者較不想等待，他們寧可立刻就有多少領多少。至於那些讀了豐盈段落之人則會更願意在將來或許較多的獎勵前發揮耐心。

這很合理。資源匱乏讓人更在意立即可得的收益，對於在遙遠未來的報酬較沒信心。

問題是，為什麼這麼多住在富國的我們明明坐擁豐盈的物質資源，但卻每天抱持著匱乏的心態在過活？

如我們所見，在物質上擁有太多可以跟擁有太少一樣有壞處。多巴胺的過載會傷害我們延後滿足慾望的能力。社群媒體的放大鏡效果與「後真相」政治（也就是所謂的說謊啦）會

---

151 Warren K. Bickel, A. George Wilson, Chen Chen, Mikhail N. Koffarnus, and Christopher T. Franck, "Stuck in Time: Negative Income Shock Constricts the Temporal Window of Valuation Spanning the Future and the Past," *PLOS ONE*11, no. 9 (2016): 1–12, https://doi.org/10.1371/journal.pone.0163051.

強化我們的相對匱乏感。結果就是我們即便身處在豐饒中，也會覺得被剝奪。

如我們可能在豐盈中感到匱乏，我們也同樣可能反過來在匱乏中擁有豐盈的心態。豐盈感受的來源在物質世界之外。相信我們以外的某件事情，朝著我們以外的某樣目標努力，抑或是專注在飽含人際連結或意義的生活上，都可以發揮社會黏合劑的效果，讓我們即便身處赤貧裡，也能獲得一種豐盈心態。找到連結與意義就需要我們從根本上做個誠實的人。

把實話實說當成一種預防針

「讓我首先解釋一下我的角色，」我對德雷克說，我們所屬的職業安適委員會指派我來評估這位醫師。

「我今天來，是為了判斷你有沒有會影響你執業能力的心理問題，以及你是否需要接受合理的住院治療來協助你把工作做好。但我希望你也能在今天的評估目的外將我視為一種資源，我是說萬一你真需要更廣泛的心理治療或情緒支持的話。」

「謝謝妳這麼說，」他這麼說著時眼神顯得放鬆了一點。

「我這邊說你 DUI 了？」

DUI，也 就 是 英 文「在 影 響 下 駕 車」（driving under influence）的縮寫，是一個法律名詞，意思是在喝醉酒的狀態下違法操作機動車輛。對在二十一歲以上的美國駕駛人而言，

血液酒精濃度（blood alcohol concentration，BAC）達到百分之〇點〇八就符合酒駕定義。

「沒錯，超過十年前，當時我還在念醫學院。」

「是喔，那我就有點不懂了。一般我被叫來評估醫生的狀態都是在酒駕完的當下，這種陳年往事怎麼又被挖出來？」

「喔，我是這裡教職員的新人。我在申請到這裡時通報了酒駕的事情。我想他們（職業安適委員會）只是想保險為上。」

「這麼說也有道理，」我說，「那好吧，你就把你的故事說給我聽聽。」

‧‧‧‧‧‧‧‧‧‧‧‧‧‧‧‧‧‧

二〇〇七年，德雷克是醫學院大一，剛念頭一個學期的新鮮人。他從加州開車到美國東北部，為的是將太平洋沿岸陽光普照的草地拋諸腦後，去看看新英格蘭。他想知道那兒五彩繽紛的起伏山巒在入秋後能有多麼燦爛。

他是在加州完成了大學部學業後又過了一段時間才決定念醫科，所以算是半路出家。而大學時他實質上的主修是衝浪，甚至於他還在校園後方的樹林裡住了一學期，並「在那兒寫了一堆爛詩」。

考完醫學院的第一次考試後，他的一些同學在他們的鄉間別墅開趴。原本的計畫是讓一個朋友負責開車，但那個朋友在最後一刻車壞了，所以只好臨時改成讓德雷克當司機。

「我記得那天是初秋一個美麗的九月天。別墅在一條鄉間道路的另一頭，距離我的住處不遠。」

派對比德雷克預期的好玩。這是他進了醫學院之後第一次放鬆。他首先來了兩罐啤酒，然後慢慢進展到藍標的約翰走路。晚上十一點半，當警察上門說鄰居抱怨太吵的時候，德雷克已經醉了，就跟他的朋友一樣。

「我的朋友跟我意識到我們都醉到不能開車了，於是我們就在別墅裡待著。我跑去睡了個覺。當時警察跟大部分客人都走了，而我發現了一張沙發，所以就想要在上頭睡到酒醒。凌晨兩點半我醒了過來。我還是有點醉意，但覺得判斷力已經不受影響了，加上返程只要沿著鄉間道路直直往回開，頂多兩三英里就可以到我家，所以我們就決定衝了。」

但德雷克跟朋友兩人一把車開上鄉村道路，就看到路邊停著一輛警車在守株待兔。果然他們一開過去，警車就跟了上來並尾隨在後，彷彿一切都在他們的計畫之中。他們來到一個紅綠燈只靠一條鐵絲吊著的路口，風吹得紅綠燈在空中又是盪又是轉。

「我覺得我直行方向的燈號應該是閃著黃燈，橫向的應該是閃紅燈，但紅綠燈轉成那樣我實在不好判斷。另外就是旁邊有警察讓我莫名地緊張。我緩緩通過了路口，好像沒有什麼動靜，於是我想我對閃黃燈的判斷應該是對的，然後就這麼繼續往前開。再一個路口加一個左轉就到我家了。結果我轉了彎，

但忘記了要打方向燈，於是就被警車攔下來了。」

下來的是個年輕警官，年紀跟德雷克差不多。「他似乎當警察沒有多久，那感覺就像他也是不得已才把我攔下來，他也不想這麼做。」

他在路邊給德雷克做了酒測，包括用呼氣的儀器測試。結果德雷克吹出來的酒精濃度是百分之○點一○，剛好超過法定標準。警員把德雷克帶回警局，讓他在那裡填寫了一大堆表格，而他的駕照也因此被暫時吊扣。警局裡派人開車送他回家。

「隔天我想起，聽說我一個從小一起長大的朋友在他當急診住院醫師的期間被抓到酒駕。他是我發自內心尊敬的人，又當過我們年班的學生會長。我給他打了通電話。」

「『不論如何，』我的朋友在電話上跟我說，『你都絕對不能留下酒駕的紀錄，尤其如果你還想當醫生。馬上去找個律師，他們會幫你把事情搓成屬於輕罪的酒後行為不當，或甚至讓你徹底脫身。至少我是這麼做的。』」

德雷克找了一個當地的律師，並從學貸中撥出五千美元給對方當預付金。

律師對他說：「他們會指定日期要你出庭。記得穿正式一點，看起來像樣一點。法官會叫你出來，問你如何申辯，然後你要說『無罪』。就這樣，你就只需要做這麼多就好。兩個字。『無罪』。剩下的就交給我們。」

　開庭當天，德雷克乖乖地把衣服穿得整整齊齊。法院就在他住處的幾條街外，步行前往的路上他腦筋轉個不停。他想起他在內華達州的親戚曾在酒駕後跟對向的十八歲女孩撞個正著，兩個人都沒活下來。事前在酒吧的目擊者說他親戚喝得像不要命了一樣。

　「在法院裡我看到一群跟我差不多歲數的年輕人。他們看起來，你知道，出身沒有我幸運。我心想他們恐怕也不像我有律師吧。我開始覺得自己有一點卑鄙。」

　等到了法庭內等待被傳喚時，德雷克不停在腦子裡複習律師交代的計畫：「法官會叫你出來，問你如何申辯，然後你要說『無罪』。就這樣，你就只需要做這麼多就好。兩個字。『無罪』。」

　法官把德雷克叫到證人席。德雷克在法官右手邊下方的硬質木椅上坐定。他被要求舉起右手並承諾句句屬實。他保證了不說謊。

　他望向法庭內的聽審群眾，又看著法官。法官轉頭對他說：「你如何申辯？」

　德雷克知道他該怎麼說，他也打算那麼說。兩個字。無罪。那兩個字都已經到他嘴邊了。真是可惜。

　「但就在這時，我想起五歲那年我跟我爸要冰淇淋。他說我要吃完午飯才能吃冰淇淋，而我跟他說：『我吃過午餐了。我去隔壁的邁可家玩，他們招待了我熱狗當午餐。』但其實我

根本沒有去邁可家。邁可跟我其實不算朋友，這我爸也知道。
於是乎，他二話不說拿起電話打到邁可家確認：『你們有請德
雷克吃熱狗嗎？』然後我爸讓我坐下，一點也不激動地跟我說
『說謊永遠只會讓事情更糟』。他說『世上沒有任何事情值得你
說謊』。那天的事情我始終沒忘記。

　　「我一直都打算主張『無罪』，畢竟律師是那樣跟我說的。
我也不是在上證人席前改變了心意。只不過一聽到法官那樣問
我，無罪這兩個字我實在是說不出來。我就是沒辦法睜著眼說
瞎話。我心知肚明自己有罪。我確實喝了酒，也的確開了車。」

　　「有罪，」德雷克說。

　　法官從他的椅子上坐正，就好像一早第一次真正醒來了
一樣。緩緩地他轉過頭，眯起像是鑽子般的視線對準了德雷克
說：「你確定你真的要這樣申辯嗎？你明白這麼做的後果嗎？
這可是沒有回頭路的喔。」

　　「我永遠忘不了他撇頭看像我的模樣。」德雷克說。「我
覺得他會這樣問我有點怪。我納悶了半秒自己是不是犯了個錯
誤。然後我告訴法官我確定。」

　　德雷克事後打了電話給律師，跟他說了事情的經過。「他
不是普通的驚訝。」

　　德雷克的律師說：「我尊重你的誠實。我通常不會這麼
做，但這次我會把你的五千塊退給你。」

　　律師說到做到，一塊錢都沒少。

　　德雷克接著上了一整年的強制酒駕講習，而且上課的地點都超偏遠。因為他已經不能開車了，所以他都得搭巴士過去，每一趟都是幾小時起跳。在這些講習中，他得跟平常跟他不是同一掛的人坐成一圈。「都是些我在醫學院打滾不會遇到的狠角色。」他記得班上其他人多是上了年紀的白人酒駕累犯。

　　在繳了超過一千美元的罰鍰且完成了數十小時的強制酒駕講習課後，德雷克終於被發還了駕照。但事實證明那不是結束，而只是事情的開始。

　　他在醫學院畢業後去申請住院醫師資格，每次申請都得通報他的酒駕前科。到了要申請醫師執照時，他還是得做同樣的事情。然後等到他要申請專科委員會證書時，相同的戲碼又得重演一遍。最後的最後，當他要在舊金山灣區接下住院醫師職位時，德雷克才得知他在佛蒙特州上的講習課程不被加州承認，所以他得全部重上一遍。

　　「我得上超久的班到晚上，然後搭巴士從醫院衝去講習。哪怕我只是遲到一分鐘，就得被罰錢。到了某個點上，我甚至懷疑起自己當初是不是應該說謊才對。但時至今日，回首前程，我很慶幸自己說了實話。

　　「我小時候爸媽都有酗酒的問題。我爸現在也沒好。他可以連著好幾個禮拜滴酒不沾，但一旦他酒癮犯了，那就糟糕了。我媽至今已經戒癮十年之久了，但我小時候她其實一直都在喝酒，只不過當年我被蒙在鼓裡，同時也沒有親眼看到她喝

酒的場景。惟即便他們有這樣的問題，我爸媽還是做到了讓我覺得我什麼事都可以告訴他們，都不用瞞著他們。

「他們一直深愛著我、以我為榮，這點即便在我表現不好時也沒有改變。他們沒有溺愛我。比方說他們明明有點錢，但他們從來沒有幫我出過官司的費用。但在此同時，他們也從來不會對我有偏見。我覺得他們創造出了一種舒適而安全的空間供我成長。而那也讓我光明磊落、坦白誠實。

「時至今日我已經很少喝酒。我個性喜歡一不做二不休，也很愛冒險，所以我原本絕對有可能步上酗酒的路，但我想是那關鍵時刻的誠實救了我，讓我在酒駕之後走上了一條不一樣的道路。也許是這些年來的誠實讓我跟自己的相處變得更融洽。我已經是個沒有祕密的人。」

· · · · · · · · · · · · · · · · ·

實話實說與勇於面對犯錯的苦果，或許改變了德雷克的人生軌道。至少他看來是這麼想的。人生早年由他父親所灌輸的誠實觀念與教訓，在多年之後力壓他遺傳自雙親、不可謂不多的酗酒基因。徹底的誠實，真的可以發揮未雨綢繆的效果嗎？

德雷克的經驗並不代表實話實說不會在腐敗或失靈的系統中讓我們反而惹上麻煩，也不代表他在美國社會中的種族與階級優勢沒有助他一臂之力，讓他在後續的發展中沒有陷入更

大的困境。如果德雷克今天是個窮人或黑人，那他的下場說不準就不會這麼勵志。

惟儘管如此，他的故事還是說服了我作為一個家長可以也應該強調誠實是教養孩子的核心價值。

....

我爸媽給我的教育是誠實的心態可以讓我們更有自覺，可以創造出更令人滿意的人際關係，可以讓我們更不會信口開河，可以讓我們更有能力去延後慾望的滿足。誠實甚至可以為我們的將來打下避免成癮的預防針。

對我來說誠實是日常的奮鬥。我內心總有一部分的自己想要粉飾太平，一點就好，好讓我自己更有面子，或讓我在做錯事情時有點台階下。如今的我很努力在對抗這股衝動。

雖然做起來並不容易，但這個好用的小工具 ── 實話實說 ── 出奇地平易近人。任何人都可以某天一醒來心血來潮想說：「今天我什麼謊都不說。」然後在這麼做的過程中，他們不僅能改變自己的人生，他們甚至有機會為這世界注入正向的動能。

第九章

利社會的羞恥

說起強迫性的過度消費，羞恥從本質上就是一把雙面刃。羞恥可以帶著我們把某種行為固定下來，也可以給予我們一股衝動去喊停同一種行為。所以我們要如何調和這種矛盾呢？

首先，我們得先談談何謂羞恥。

今日的心理學文獻認定羞恥是獨立於內疚以外的另一種情緒。這當中的思路是這樣的：羞恥會讓我們討厭身而為人的自己，而內疚則會讓我們看不慣自己的行為，但仍保持對自己作為一個人的正面看法。換句話說，羞恥是一種適應不良的情緒，而內疚則是適應良好的情緒。

我與這種羞恥／內疚二元論的矛盾就出在，就生活經驗而言，羞恥與內疚是同一件事。理智上我或許能分析什麼是自我厭惡，什麼又是「我只是個做了錯事的好人」，但實際是在羞恥／內疚綜合體湧上心頭的瞬間，你只會感覺肚子上被情緒狠狠揍了一拳，要你這時去區分兩者實在是強人所難，你能感覺到的，只是一團悔恨夾雜著對懲罰的恐懼，還有可能被拋棄的恐怖感。你悔恨的是自己竟然會被抓包，至於對行為本身的後悔則可能有也可能沒有。可能被拋棄的恐怖感作為某種形式的懲罰，會感覺尤其強烈。那是一種害怕被丟在一旁、被閃避、不再屬於群體的恐怖心情。

但羞恥／內疚的二分法也不是沒有真實的立論基礎。我相信這兩者的區別不在於我們如何體驗情緒，而在於旁人對我

們的過錯有何反應。

　　如果旁人的反應是排斥、譴責或閃避我們，那我們就會進入我所謂破壞式羞恥的循環。破壞式的羞恥會深化羞恥的情緒體驗，讓我們把一開始導致羞恥感的行為固定下來。反之若旁人的反應是拉近與我們的距離，清楚地為我們指出一條救贖與復原之路，那我們就能進入另一種有利於社會的羞恥循環。這種利於社會的羞恥會舒緩羞恥的情緒強度，讓我們得以停止或減少羞恥的行為。

　　有了這樣的認知之後，我們就可以先來談談當羞恥出了差錯時是什麼狀況（破壞式羞恥〔destructive shame〕），然後再進一步談羞恥朝好的方向發展又是什麼場面（利社會羞恥〔prosocial shame〕）。

破壞式羞恥

　　我的一名精神科同事曾跟我說過：「如果我們不喜歡我們的病人，那我們就幫不了他們。」

　　而第一眼見到蘿芮，我並不喜歡她。

　　她這人一句廢話沒有，劈頭就跟我說她來看診只是因為她的主治醫師叫她來，還說這根本沒必要，因為她從來沒有過任何的成癮現象或心理疾病。她只需要我把這樣的話告訴她的主治醫師，然後她就可以回去看「真正的醫生」，領她想領的

藥了。

「我做過胃繞道手術，」她說，彷彿這就能合理化她服用劑量高到危險的處方藥。就像老派的虎姑婆老師，她說起話來就像在教訓她班上的笨學生。「我曾經體重超過兩百磅，但那已經是過去式了。所以當然我會因為腸道的現狀而有消化不良的現象，不然我怎麼會需要一百二十毫克的立普能（Lexapro）來讓血液檢查跟一般人一樣。妳當醫生的，應該比誰都懂這個道理吧。」

立普能是一種用來調節神經傳導物質血清素的抗憂鬱劑，平均每天的用量在十到二十毫克，所以蘿芮的用量至少是正常值的六倍。抗憂鬱劑很少會被誤用來得到快感，但我這些年也不是沒看到過幾個案例。雖然蘿芮接受來減重的 Y 形空腸吻合手術確實會導致食物與藥物的吸收出問題，但這麼高的劑量還是十分不尋常，那背後應該有什麼不為人知的原因。

「妳有使用其他的藥物或物質嗎？」

「我有在吃鎮頑癲跟醫用大麻來止痛。我吃安必恩是當成安眠藥。這些是我的藥。我需要它們來治療我的症狀。我不知道那有什麼不對。」

「妳說的是什麼樣的症狀？」當然我不會沒有讀過她的病歷，也知道上頭都寫了些什麼，但我總是喜歡聽病人親口說出他們對自身診斷與所受治療的理解。

「我有憂鬱症，腳痛則是舊傷留下的後遺症。」

「好，妳說的也有道理。但那劑量也太高了。我在想妳人生中有沒有過不想濫用物質但忍不住的情況，或是妳是否曾經用食物或藥物來壓抑痛苦的情緒。」

聽我這麼一說她僵住了，她打直了背部，雙手抓住了大腿，腳踝緊緊地交叉。她看著就像隨時會從椅子上跳起來奪門而出的模樣。

「我跟妳說了，醫生，我沒有那種問題。」她抿起了嘴唇，然後撇開了眼神。

我嘆了口氣。「我們慢慢來吧。」我這麼說，希望一開始緊繃的氣氛能舒緩下來。「要不妳跟我說說妳的人生，就像一篇迷你自傳那樣：妳是在哪裡出生的，是誰帶大的，妳小時候是什麼模樣，妳人生直到現在有哪些重大的里程碑。」

一旦我知道了病人的故事──是哪些力量塑造出如今來到我面前的人──敵意就會消失在溫暖的同理心中。想照顧一個人，首先你得了解一個人。這就是何以我總是教我的醫學生和住院醫師──他們總是急著想把病人的經歷歸進特定的欄位中，如「迄今的疾病史」、「心理狀態檢測」與「系統回顧結果」，畢竟他們受的教育就是那樣──要把重點放在病人講的故事上。故事捕捉住的不僅僅是病人的人性，也是他們自己的人性。

. . . .

　蘿芮生長在一九七〇年代懷俄明州的一間農場，是家中三個小孩的老么，由爸媽一起帶大。她從小就記得自己與眾不同。

　「我有某個地方不大對勁。我總覺得自己與家人格格不入。我沒有歸屬感，反而覺得尷尬、覺得自己走錯地方。我有言語障礙，就是一般人說的口吃。我永遠都感覺自己是個笨蛋。」蘿芮顯然冰雪聰明，但我們早年的自我意識會終身在我們身邊虎視眈眈，用巨大的心理陰影排擠掉所有的事實與證據。

　她記得自己很怕爸爸。他很愛生氣，但他們家裡最恐怖的不是父親，而是一個神出鬼沒、老愛處罰人的上帝。

　「從小，我就知道有個愛詛咒人的神。除非你完美無缺，否則你就會下地獄。」由此告訴自己她是完美的，或告訴自己她起碼比其他人完美，就成了蘿芮一輩子念茲在茲的事情。

　蘿芮作為一個學生算是普通，作為一個運動員則是中上。她是國中女子百公尺跨欄的短跑紀錄保持人，並夢想著前進奧運。但高三那一年她在練習跨欄時傷到了腳踝。在需要手術之餘，她的田徑生涯夢也形同夭折在襁褓中。

　「我唯一擅長的事情就這樣沒了。於是我開始狂吃。我們會在麥當勞停下來，然後我可以連吃兩個大麥克。對此我還沾沾自喜。上了大學的我對外表漠不關心。我大一那年的體重是一百二十五磅，大學畢業要上醫技學校的時候已經腫到

一百八十磅。此外我還開始嘗試各種毒品：酒精、大麻、藥丸……主要是維可汀。只不過我成癮的首選永遠還是食物。」

之後的十五年，蘿芮過起了漫無目標的生活。城鎮一個晃過一個，工作一個換過一個，男友一個分過一個。作為一名醫技師，她想在任何一個城鎮找到工作都不是難事。蘿芮生活中的一個常數就是她每個主日（週日）都上教堂做禮拜，畢竟教堂也是每個鎮上都有。

在這段期間，她用過的毒品從食物、藥丸、酒精、大麻，到任何她能在其中逃避現實的東西。蘿芮典型的一天，會吃一碗冰淇淋當早餐，上班期間她會零食不離嘴，然後一回到家就先吞一粒安必恩再說。晚餐她會吃當天第二碗冰淇淋，一個大麥克、一份特大的薯條，還有一罐健怡可樂，收尾則是兩顆安必恩，外加一大塊蛋糕當甜點。有時候她會在值完班的當下就來一顆安必恩，這樣她就可以剛好在到家時「嗨」起來。

「要是我不讓自己在吞完藥（安必恩）之後就去睡的話，那我就會『嗨』。然後我會隔兩個小時再補兩顆，讓自己『嗨』上加『嗨』。那種升天感，幾乎不遜於鴉片類藥物。」

她會日復一日重複這樣或類似的循環。遇到放假日，她會混用安眠藥與咳嗽糖漿來獲取快感，不然就是喝酒喝到醉並從事危險性行為。到了她三十五歲上下的時候，蘿芮獨居在愛荷華州的一棟連排透天中，空閒時她會一邊「嗨」，一邊收聽美國廣播名人葛倫・貝克（Glenn Beck）的節目。

「我開始相信世界來到了盡頭。世界末日。穆斯林要打來了。伊朗人要入侵美國了。我囤了一堆罐裝的汽油，先儲存在空閒的房間裡。然後我會把它們放到庭院裡的防水帆布下。我買了一把點二二口徑的來福槍。然後我意識到我家可能會因此爆炸，於是我又開始把囤積的汽油加到車裡，直到全部加完為止。」

在某種程度上，蘿芮知道她需要幫忙，但她又害怕到不敢去求助。她害怕要是她承認自己需要幫忙，那她就當不成那個「完美的基督徒」了，她害怕到時候大家就會排擠她。她偶爾會跟教會的夥伴暗示自己的問題，但最終她在教會的潛移默化中意識到有些問題不是教眾應該彼此分享的，而此時她已經重約兩百五十磅，同時也感覺到了泰山壓頂般的憂鬱，甚至於她還開始納悶自己是不是死了會好點。

「蘿芮，」我說，「整體看下來，不論是吃東西、抽大麻、喝酒還是吞藥，這當中一個長期的問題似乎是強迫性、自毀性的過度消費。妳覺得這樣說合理嗎？」

她看著我先是一語不發，然後哭了起來。等冷靜下來後她說道：「我知道真相是什麼，但我不想承認，也不想親耳聽到。我有工作，有車子，我每個主日都上教堂。我以為動個胃繞道手術就可以改變一切。我以為減重就能改變我的人生。但即便我輕了，我還是有尋死的念頭。」

我建議了幾條路給蘿芮，希望她能因此好轉。去參加戒

酒無名會也是我的提案之一。

「我不需要那個，」她話說得毫不猶豫。「我已經有教會了。」

一個月後蘿芮準時來回診。

「我去見了教會的長老。」

「怎麼回事？」

她撇開了眼神。「我破天荒跟人掏心掏肺了一番……當然我說破天荒是沒把妳算進去啦。我跟他們把一切都說了……幾乎啦。我把底牌都攤開在桌上。」

「結果呢？」

「結果很尷尬，」她說，「他們好像……聽得一頭霧水。而且很焦慮。就好像他們不知道該拿我怎麼辦才好似的。他們說會替我禱告。他們還鼓勵我不要跟其他兄弟姊妹討論我的問題。就這樣。」

「妳對這些回應有何感想？」

「那一瞬間我感覺到了那個會詛咒人跟羞辱人的上帝。我能夠從聖經中引經據典，但我沒辦法跟那慈愛的天父有所連結。我達不到祂的期待。我不夠好。所以我沒再上教堂了。我已經一個月沒在那兒出現了。但好笑的是妳知道嗎，他們好像沒有人注意到。沒有人來電話，沒有人聯絡我。一個人都沒有。」

．．．．．．．．．．．．．．．．

蘿芮陷入了破壞式的羞恥循環。當她嘗試要向教會成員坦白以對時,蘿芮被潑了一盆冷水,原來對方並不希望她這樣分享自己的困境,甚至還暗示她要是繼續不諱言自身的掙扎,等著她的可能就是被排斥跟自取更多恥辱的下場。她一方面不能冒失去她僅有一個小小社群的風險,但繼續把她的行為掩蓋起來又只會讓她的羞恥愈來愈根深蒂固,進一步讓她遭到孤立,而這種種狀況總歸起來,都只會讓她用毒的癮頭愈來愈大。

研究顯示積極參與宗教組織的人有著平均而言較低的毒品與酒精濫用率。[152]但當立基於信仰的組織落在羞恥方程式的錯誤一端時,也就是當這些組織開始去閃躲誤入歧途者,並(或)鼓勵他們去編織一道祕密或謊言的大網時,宗教組織就變成了破壞式羞恥循環的幫兇。

破壞式羞恥看起來大概是這樣:過度消費導致羞恥,羞恥導致你被團體排擠,或者是你會為了不被組織排擠而開始說

---

152 Mark J. Edlund, Katherine M. Harris, Harold G. Koenig, Xiaotong Han, Greer Sullivan, Rhonda Mattox, and Lingqi Tang, "Religiosity and Decreased Risk of Substance Use Disorders: Is the Effect Mediated by Social Support or Mental Health Status?," *Social Psychiatry and Psychiatric Epidemiology* 45 (2010): 827–36, https://doi.org/10.1007/s00127-009-0124-3.

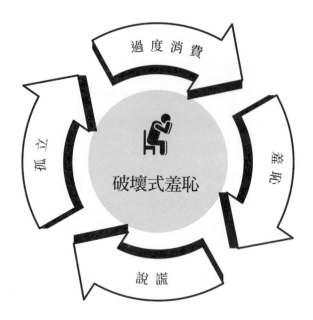

【圖 19】破壞式羞恥的循環

謊，而不論哪種狀況都會陷你於孤立，導致你在惡性循環中持續消費你選擇的毒品。

　　破壞式羞恥的解藥就是利社會羞恥。我們這就來看看後者的運作機制。

戒酒無名會作為利社會羞恥的典範

　　我的恩師曾有次跟我提到他之所以戒酒是出於什麼動

機。我常想起他的故事，是因爲他的經歷，凸顯了羞恥心是怎樣的一把雙面刃。

我的老師在他四十好幾的那段時期，會每晚偷偷在老婆孩子就寢後喝酒，但其實他老早就答應過太太要戒酒。他爲了偷喝酒所累積的種種小謊加上他確實有在喝酒的事實，慢慢積壓在他的良心上，而這又讓他的酒愈喝愈多。別人借酒澆愁，他借酒澆灌恥辱。

一日他太太發現了眞相。「她寫滿失望的那張臉與覺得被背叛的眼神，讓我發誓我這輩子再也不喝酒了。」他在那個瞬間感受到的羞恥，還有他想要贏回妻子信任與肯定的渴望，推著他展開了他第一次認眞嘗試戒癮。他開始參加戒酒無名會的聚會。他點出戒酒無名會對他最大的助益是一種「去羞恥的過程」。

他對那個過程是這樣形容的。「我意識到我不是唯一的特例，外頭還有其他跟我一樣的人，外頭還有其他醫師飽受酗酒之苦。知道我有地方可以徹底坦承自我但仍能獲得接受，是重要到不能再重要的事情。這點創造出了一個我需要的心理空間，讓我有地方去原諒自己，去做出改變，去走向人生的下一個階段。」

利社會羞恥有個當成前提的觀念是羞恥是有用的，是社群繁榮不可或缺的要素。少了這種有建設性的羞恥心，社會就會陷入混亂。由此對越線的行爲感覺到羞恥是恰當的，也是好

的。

　　更進一步說，利社會的羞恥心還有另一個作為前提的觀念是每個人都有瑕疵，每個人都可能犯錯，每個人都需要獲得原諒。想要讓人願意謹守團體的規範而不用把每個走偏的成員都逐出大門，關鍵就在我們要準備好一張羞恥完的待辦清單，供人去按部就班地亡羊補牢。像戒酒無名會的十二步驟就是這樣的一種存在。

　　利社會的羞恥循環分這麼幾個流程：過度消費導致羞恥，羞恥要求我們全盤托出，但不會像破壞式羞恥那樣通往團體的排擠，而會通往接受與同理心，外加一組你必須完成才算做出

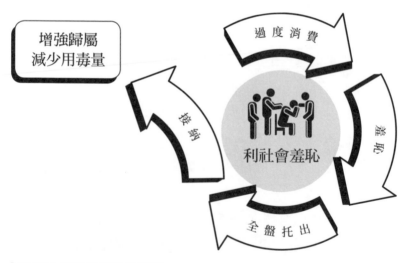

【圖 20】利社會羞恥的循環

彌補的行動。最終的結果就是增強歸屬感、減少毒品消費量。

我的病人陶德是個正在戒酒癮的年輕外科醫師。他跟我說了戒酒無名會是第一個他能安心讓人看到他脆弱一面的地方。在他第一次參加戒酒無名會的例會時，人就哭到稀哩嘩啦，連名字都說不出口。

「那之後與會者會一一站出來給我他們的電話，告訴我要打給他們。那就是我一直想要擁有而不可得的社群。要我跟攀岩的朋友或其他外科醫師那樣掏心掏肺，我想都不敢想。」

在持之以恆戒癮了五年後，陶德跟我說對他來講，戒酒無名會的十二步驟中就以第十步最重要：繼續經常自我檢討，若有錯失要迅速承認。

「每天我都會自我反省。**好的，我扭曲嗎？如果扭曲，我要如何去改變這一點？我需要去亡羊補牢嗎？要的話我能怎麼彌補？**比方說前幾天我在處理一名沒有把某病患的正確訊息交給我的住院醫師。我首先就感到十分挫折。這點事為什麼辦不好？當我感受到那股挫敗時，我跟自己說：**好的，陶德，暫停一下。想想這一切。這個人行醫的經驗比你少將近十年。他們多半還怕怕的。比起被他們打敗，你能如何幫助他們，讓他們取得他們該取得的資訊？**那不是我在開始戒癮前會做的事情。

「兩年前，」陶德告訴我，「也就是開始戒癮的大約三年後，我負責指導一個很糟糕的醫學生。我說糟糕是真的很糟糕，糟到我不會讓他照顧病人。等到期中的檢討時間一到，我

跟他坐下面談並打算跟他實話實說。我跟他說：『除非你做出非常重大的改變，否則這一次臨床實習我不會讓你過。』

「在聽了我的回饋後，他打算重新來過，並決心認眞去改善自己的表現。這之後他果然有了長足的進步，最終也通過了實習。重點是在我還在酗酒的期間，我是不可能跟他實話實說的。我會就這麼眼睜睜看著他一錯再錯，最後實習過不了關，或是把這個燙手山芋交給下一個指導老師去傷腦筋。」

眞切的自我盤點除了可以增進我們對自身缺點的了解，更可以讓我們客觀去評估跟回應他人的缺點。我們能先對自己負責，才能要求別人爲自己負責。我們可以運用羞恥心的力量而不羞辱人。這裡的關鍵就在於我們要懷著悲憫去問責。這些教訓通用於我們不論有沒有癮頭的每一個人，並且可以在我們日常生活中的每一段人際關係中發揮效果。

‧‧‧‧‧‧‧‧‧‧‧‧‧‧‧‧‧‧

戒酒無名會就是利社會羞恥的模範組織。利社會羞恥在戒酒無名會中的施力點是對團體規範的遵循。一如該會有句話說「戒酒無名會是非羞恥區」，身爲「酒鬼」並不可恥，可恥的是在追求「清醒」的路上三心二意。病人跟我說過他們之所不敢輕易復發，是因爲要在會友面前承認自己復發實在太可恥了，而這種可恥的感受也推動著他們去進一步遵循該會的團體規範。

　重要的是當戒酒無名會的會員真的復發時，復發這件事本身就是一種俱樂部財，也就是準公共財。被行為經濟學者稱為俱樂部財的東西，就是歸屬感的獎勵。俱樂部財愈強大，團體就愈可能在維持其現有成員之餘也吸引新成員。準公共財的概念可以被套用在從家庭到朋友圈到宗教會眾等任何一種人類團體上。

　行為經濟學者勞倫斯‧伊納科肯尼（Laurence Iannaccone）曾經在筆下提到過以信仰立基的組織中的俱樂部財。他當時的說法是：「我從主日禮拜中所取得的愉悅，靠的不僅是我自身的投入，也依靠他人的付出：參加主日活動的人數，他們在跟我打招呼時的溫暖程度，他們唱詩歌時的態度，他們讀經與禱告時的熱度。」[153] 俱樂部財可以因為兩樣東西獲得強化，一樣是成員對團體活動與聚會的積極參與，一樣是成員對於團體規則與規範的遵守。

　對戒酒無名會的夥伴誠實承認自己復發，可以強化其具有的俱樂部財，主要是這種誠實可以創造出機會讓其他成員去體驗何謂同理、何謂利他，還有——別假了——某種程度的幸災樂禍，也就是那種「復發的也有可能是我，還好不是」或「差

153　Laurence R. Iannaccone, "Sacrifice and Stigma: Reducing Free-Riding in Cults, Communes, and Other Collectives," *Journal of Political Economy* 100, no. 2 (1992): 271–91.

點就是我了，還好上帝的恩典降在我身上」的心情。

　　會威脅到俱樂部財的，是那些搭便車者，也就是那些光想受益於團體但卻無意積極參與社群者，俗稱白吃白喝的人或濫用他人善意的乞丐。白吃白喝者會威脅到俱樂部財，是因爲他們未能遵循團體規定或規範，因爲他們說謊，或因爲他們不努力改變自己的行爲。他們的個人行爲對強化俱樂部財沒有任何貢獻，但他們卻能各別受益於團體成員的身分──歸屬感帶來的快感與好處。

　　伊納科肯尼提到成員透過對團體原則的遵循來創造俱樂部財一事，說那是幾乎不可能量化的東西，特別是當這些要求牽涉到個人習慣與說實話等抽象且主觀的現象時。

　　伊納科肯尼的〈犧牲與汙名理論〉有一個前提，那就是「測量」團體參與性的一個間接辦法，是強制規定一些在其他脈絡下會降低參與率的汙名化行爲，或是要求成員要犧牲個人資源來排擠掉其他的活動。[154] 由此吃霸王餐的人就會被揪出來了。

　　特別是那些存在於宗教組織中看似誇張、莫名且非理性的行爲。包括對外表要求特定的髮型或服飾，包括要求成員必須戒除各種食物或現代科技，或是要求成員得拒絕特定的醫療

154　Laurence R. Iannaccone, "Why Strict Churches Are Strong," *American Journal of Sociology* 99, no. 5 (1994): 1180–1211, https://doi.org/10.2307/2781147.

程序，都可以作爲一種成本來阻卻人在組織中白吃白喝。在這層意義上，這些規定其實都是理性的要求。

你可能會以爲規定與典籍較少的柔性宗教組織與社會團體會比較能吸引到更多人參與，但事實並非如此。「嚴格的教會」的追隨者較多，且普遍比放任型教會更爲成功，主要是他們能把白吃白喝者揪出來，並提供更扎實的俱樂部財給成員。

傑可布在戒癮初期就加入了性成癮無名會的十二個步驟，並且每一次復發都更強化了自身的參與強度。那股決心不容小覷。他每天都會親自或用電話參與聚會。他每天會打動輒八九通電話給其他會員。

戒酒無名會與其他的十二步驟組織都曾被詆毀爲「邪教」，也有人說這些組織的成員是拿酒癮或毒癮去換來了對組織成癮。這些批評者有所不知的是組織的嚴密程度與小衆程度，其實或許正好是其組織之所以有用的原因。

十二步驟團體裡的白吃白喝者可以有許多面貌，但其中最危險者莫過於那些不承認自己復發、不重新宣稱自己是新進者，也不重新精進各步驟的人。他們從團體身上劫掠了利社會羞恥這種俱樂部財，更不用說讓團體流失了對戒癮至爲關鍵的清醒社交網絡。爲了保住這些俱樂部財，戒酒無名會必須偶爾採取看似不理性的鐵腕來對抗這類白吃白喝的行爲。

喬安便是透過參與戒酒無名會才戒酒成功。她同樣會參加例會、同樣有贊助人，同時自身也擔任其他會員的贊助人。

她以戒酒無名會的成員之姿滴酒不沾了四年，成為我的病人則有十年，所以我得以親眼見證了戒酒無名會在她身上施予的所有正向改變。

喬安在二〇〇〇年代初期出了一場意外，當時她不知不覺就喝了酒。事實上她當時人正在語言不通的義大利旅行，並意外點了含少量酒精的飲料飲用，其濃度就跟在美國推廣販售的不含酒精啤酒差不多。她是直到事後才明白發生了什麼，而且那還不是因為她感覺到身體有異狀，而是因為她讀到了酒瓶上的標籤。

當她旅遊回來後跟贊助人提到這件事，她的贊助人認為她已經復發，並鼓勵她跟團體分享且重設她的清醒日期。我有點驚訝喬安的贊助人態度會嚴格至此。畢竟她攝取的酒精量少到大部分美國人都不會覺得那東西能叫做酒。但喬安同意了，即便她是淚流滿面地做完了一切。她直到今天都持續戒癮，也沒有停止參與戒酒無名會的活動。

喬安的贊助人會如此堅持她將清醒天數歸零，對當時的我感覺有點小題大作，但如今我明白這不僅是要防微杜漸——你聽過滑坡理論吧——而且也是著眼團體的大我利益在進行「效用的最大化」。喬安願意接受如此嚴苛的復發定義，結果是強化了她與團體的羈絆，而這一點也確實有益於她長遠的未來。

另外喬安自己也點出：「也許有一部分的我也知道那飲料

裡有一點點酒，也許我就潛意識地想用人在國外來當作擋箭牌。」在這層意義上，戒酒無名會扮演了她良心的延伸。

當然，團體思考的策略也可以被用來幹壞事，比方說當歸屬的成本超過了俱樂部財，使團員受到傷害的時候。NXIVM 作為一間打著「出人頭地方案」旗號的直銷公司，其負責人在二○一八年遭到聯邦政府逮捕與起訴，罪名是性販賣與金錢敲詐。同樣地有些組織的狀況是其成員受益，但他們卻讓外部人員因此受害，比方說今時今日就有很多不同的企業實體會利用社群媒體來散播謠言。

．．．．．．．．．．．．．．．．．

在停止上教堂的幾個月後，蘿芮去參加了戒酒無名會的聚會。戒酒無名會提供了她在教會裡尋尋覓覓而不可得的支持與夥伴關係。二○一四年十二月二十日，蘿芮戒除了所有她成癮的物質，並維持著戒癮至今。

「我沒辦法確切告訴妳發生了什麼事情，或是何時發生了這些事情，」回首這幾年戒癮過程的蘿芮說道，她認為這一切應該歸功於戒酒無名會。「聽著別人的故事，解放內心最深刻與黑暗祕密所獲得的輕鬆感，在新進成員的眼中看到閃動的希望。之前的我是那麼孤立，我記得自己成天只想死。夜裡躺著睡不著的我會在床上為了自己的種種行為自我鞭笞。在戒酒無名會裡，我學會了接受自己跟別人原本的模樣。如今的我擁有

真正的人際關係，我有了歸屬感。他們知道我真正的樣子。」

利社會的羞恥與親職

在這個多巴胺氾濫的世界上，身為一名擔心孩子福祉的家長，我曾嘗試將利社會的羞恥融入到小家庭的生活中。

首先我們將絕對的誠實確立為家中的核心價值。我很拚命地想要樹立誠實的身教，但並不是每次都能成功。有時候作為家長，我們會覺得只要把自己的錯誤跟不完美隱瞞起來，光顯露出最好的一面，我們就可以成為孩子學習的榜樣，他們就會知道怎麼做是對的。但這麼做往往會產生反效果，搞得孩子以為他們一定要做到完美才值得人愛。

相較之下，若我們能對孩子敞開心胸，讓他們知道我們歷經著哪些掙扎，那我們就能為孩子創造出一個可以把煩惱攤開在爸媽面前的空間。為此我們必須調適好心理，必須願意承認我們在與他們跟與他人的互動中犯了錯誤。我們必須擁抱我們自身的恥辱，然後願意去做出彌補。

大約五年前，當我家的孩子還在念小學與國中的時候，我在復活節各給了他們一隻巧克力兔子。牛奶巧克力做成的這些糖果是出自一家有巧克力師傅駐在的專門店。我的孩子把他們的兔子吃了一點，然後把剩下的放到食物儲藏室裡存著。

接下來的兩週，我時不時就去這裡啃一下、那邊咬一口

他們倆的巧克力兔子，我僥倖地想說吃一點點他們肯定看不出來。但等到孩子們想起這件事時，我已經蠶食掉大半的巧克力到兔不成兔的程度。我喜歡巧克力是出了名的，所以他們第一個就把矛頭指向我。

「兇手不是我，」我說。我謊說得臉不紅氣不喘，而且還一說就是三天。他們一方面持續懷疑我沒說實話，一方面也開始起內鬨，覺得事情可能對方幹的。我知道我不能繼續這樣錯下去。**要是我自己都是個騙子，那我要怎麼教孩子誠實？而且我說謊的事情也太雞毛蒜皮，太中二了吧！**最終我花了三天才鼓起勇氣自首。我這個臉真是丟大了。

真相大白讓他們在獲得了平反的同時也大吃一驚。平反說的是他們一開始懷疑我就懷疑對了。吃驚的是他們的親媽竟然是會晃點孩子的巧克力小偷。我跟他們以這次事件為師，學到了很多東西。

我一面提醒自己也一面讓他們知道我內心深處有多麼不完美。我還示範了就算我做不到不犯錯，至少我還做得到認錯。我的孩子原諒了我，且直到今天他們都還很喜歡翻他們老媽的舊帳，說什麼我「偷」了他們的巧克力還「謊話連篇」。被他們嗆就等於我在贖罪，我甘之如飴。我們親子聯手確認了我們擁有的是一個可以犯錯且不會永世不得超生的家庭。我們不會無限期被定罪或被放逐，我們會一起學習、一起成長。

一如我的病人陶德，當我們處於主動積極且誠實的自我

檢討中時，我們就更能夠也更願意懷著想幫助他們明瞭自身優
缺點的精神去給別人誠實的回饋。

．．．．．．．．．．．．．．．．．

　　這種極致但不帶羞辱的誠實，也非常有助於我們教導孩
子去認清他們的長處與短處。

　　我家的姊姊（大女兒）五歲開始學鋼琴。我出身音樂世
家，所以很期待跟自己的孩子分享音樂的樂趣。但事實證明我
的女兒沒有節奏感，而且距離音痴可以說雖未中但亦不遠矣。
但我們母女都咬著牙堅持天天練琴，由我坐在她旁邊，一邊試
著給她打氣，一邊按捺住我對她毫無音樂天分的驚懼。事實是
我們誰也無法樂在其中。

　　就這樣苦撐了大約一年之後，我們有天在看一部電影叫
《快樂腳》（*Happy Feet*），故事講的是一隻叫波波的企鵝有一個
很大的問題：他在一個你需要用歌聲傳遞心聲好吸引靈魂伴侶
的企鵝世界裡，連一個音符都沒辦法唱對。電影看到一半的姊
姊突然看著我說出這麼一句：「馬麻，我是不是跟波波一樣？」

　　我一瞬間被身為家長才懂得的自我懷疑凍成雕像。**我該
怎麼跟她說？我該跟她實話實說，就算那可能會打擊到她的自
尊心也在所不惜嗎？還是我應該先用謊言糊弄她，以拖待變，
之後再設法點燃她對音樂的愛？**

　　最後我決定一不做二不休。「沒錯，」我說，「妳跟波波

差不多。」

我女兒的臉上綻開了燦爛的笑容，大腦的表情翻譯機告訴我那是一種名為「果然」的笑。我當下就知道我賭對了。

在回應了她果然早就猜到了 —— 她沒有音樂天分 —— 的事實後，我鼓勵她去保持她這種「自知之明」，而她也一路到現在都沒有讓這種能力生鏽。我還發出給她的另外一道訊息是我們不可能樣樣事情都擅長，重要的是我們要知道自己會什麼跟不會什麼，因為這樣我們才能做出明智的抉擇。

她在一年後決定放棄鋼琴，讓身邊所有人都鬆了一口氣，但她直到今天都很愛聽音樂，也很愛跟著廣播上的歌曲走音到底，她不知道尷尬。

相互的誠實可以讓人際關係對羞恥免疫，也可以預示火山爆發般的親密，那種溫暖的情緒只能來自於彼此間深刻的連繫，而那種深刻的連繫又只能來自於我們明知自己不完滿卻還是會接納的放心。我們能創造出我們渴望的親密感，靠的不是我們從來不踏錯一步，而是靠我們願意攜手一起去修正錯誤。

這種親密感的爆發，幾乎必然會伴隨著內源性多巴胺在腦中的分泌。惟不同於我們靠廉價快感激發出的多巴胺，我們從親密感中挖掘出的多巴胺湧泉是契合我們身心的，是能帶給人活力的，也是有益健康的。

. . . .

　　通過犧牲與汙名，我先生跟我努力強化了這個家的俱樂部財。

　　我們的孩子在上高中前都不准有自己的手機。這讓他們成了同儕之間的怪咖，尤其是在國中階段。一開始他們連求帶哄跟我們要手機，但在過了段時間後，他們反而開始把沒有手機這件事當成他們自我認同的其中一樣核心，這就跟我們能騎腳踏車絕不開車，並在全家團聚時不用平板手機一樣，都屬於這個家的堅持。

　　如果說我們孩子的游泳教練偷偷去修了一個行為經濟學博士，我絕對相信，因為以犧牲跟汙名為支點來強化俱樂部財（歸屬感），是他的家常便飯。

　　首先，是有被他供在神壇上的練習時間要求，這指的是在他的指導下，高中生每天的練習時間可以高達四小時，再者就是他拐彎抹角地讓錯過練習的孩子對此引以為恥。高出席率會有肯定跟獎勵（這跟戒酒無名會發信物給三十天內參加滿三十場聚會的成員有異曲同工之妙），包括有機會去外地比賽。另外是有嚴格的參賽服裝規定：週五穿紅色游泳專用 T 恤，週六穿灰色游泳專用 T 恤，其他裝備（泳帽、泳褲泳衣、蛙鏡）上面都一定要有隊徽。這樣的規定讓他們跟其他游泳隊上那些打扮休閒的孩子有著天壤之別。

　　許多這類規定都給人感覺太看得起自己或沒事找事的感覺，但一旦你用效用最大化原則的角度去觀察，用想要增加參

與感、減少搭便車、補強俱樂部財的角度去思考，那這些做法就再合理不過了。一大堆孩子跑來要加入這教練的游泳隊，他們會在嘴上抱怨教練的規定很嚴格，但身體卻很誠實。

....

我們傾向於覺得羞恥（辱）是負面的東西，特別是在有一個具體的東西與之搭配的時候——肥胖羞辱、蕩婦羞辱、身體羞辱等等——**羞恥**更會變成一種一言難盡且（的確）與霸凌牽扯不清的字眼。在我們日益數位化的世界中，社群媒體羞辱與與其相關的「取消文化」（cancel culture）已經成了新世代的排擠，羞恥最具殺傷力的面向在二十一世紀獲得了新的詮釋。

即便在千夫所指的狀況下，我們也毫無猶豫地把手指也指向了自己。

社群媒體會推著我們，讓我們忍不住朝著自我羞辱的方向而去，主要是我們會彷彿自討苦吃地邀請許多我們看了不爽的差異進門。活在今天的我們會把自己拿去跟同學、鄰居、同事比較就算了，我們是會拿自己去跟全世界比較，這讓我們一個不小心就會陷入一種心態：我們之前怎麼沒有多努力一點，怎麼沒有多賺一點，甚至於怎麼沒有活得不一樣一點。

現代人要肯定自己真的「成功」了，我們的最新標準是必須感覺自己達到了賈伯斯或祖克柏那種金字塔的塔尖，不然就是要像《惡血》（*Bad Blood*）一書裡的伊麗莎白‧霍姆斯

（Elizabeth Holmes）一樣成立了塞拉諾斯公司（Theranos），然
後再如新世紀的伊卡魯斯一樣狠狠地從天空墜毀。

　　但我一位位病人的生活經驗顯示了利社會的羞恥可以產
生正向、健康的效應，而這靠的是把自戀的粗糙邊緣弄平、靠
把我們與支持性的社會網路更緊密地綁在一起，以及靠把我們
的成癮趨向煞停。

爽痛平衡教會我們的事

　　我們都想休息一下擺脫這個世界──都想從我們往往在設給自己跟他人那難以企及的目標中請個假。這也是人之常情，畢竟誰不會想擺脫一下自己在拚命反芻的煩惱：**我為什麼會那麼做？我為什麼不能這麼做？看看他們是怎麼對我的。我怎麼能那樣對他們？**

　　所以我們會受到吸引，會用各式各樣的辦法去逃避現實，畢竟我們現在接觸到這些辦法的難度愈來愈低了：流行的雞尾酒、社群媒體的同溫層、實境秀看到爆、一整晚的網路 A 片、洋芋片與速食、沉浸式的電玩、二流的吸血鬼小說……可以說應有盡有，不應有也有。具有成癮性的藥物與行為提供了我們需要的這種短期放空，但長期而言卻給我們添了更大的麻煩。

　　那要是我們不追求抹消自己來逃避現實世界，我們反而去面對這世界呢？要是我們不把這個世界拋諸腦後，反而去投身其中呢？

　　你應該還記得穆罕默德是我試過各種自縛的一名病人，為的是控制他想吸大麻的慾望，但最終他只發現自己回到了原點，反而從有所節制到過度消費到成癮階段的換檔速度變得比之前更快了。

　　他到舊金山北邊一點的雷耶斯角自然步道健行，心想這樣他就能在之前帶給他愉悅的活動中放鬆一下自己，主要是他又再一次開始嘗試控制好他的大麻消費了。

　　只不過他在步道上每繞過一個彎，他就又一次重新想起呼麻的過去——他過去幾乎每一次健行都是在半茫的狀態下——因此健行帶給他的不但不是逃脫，反而變成了渴望的地獄，讓他在痛苦中被提醒了自己有哪些失去。他開始不對能壓制好自己的大麻問題懷有任何期望，他一點也不覺得自己能讓大麻問題聽話。

　　然後他迎來了他的「啊哈」瞬間。在一處用來賞景且他明確記得跟朋友共享過大麻捲菸的制高點上，他把相機拿高到他的眼前，將鏡頭對準了身旁的植物。他在一片葉子上看到了一隻蟲兒，並進一步拉近了焦距，特寫甲蟲的亮紅色外殼、條紋狀觸鬚，還有猛爆的毛毛腿。他看到了那叫一個入神。

　　他的注意力開始糾結在對焦十字線前的生物。他拍了一系列的照片，然後又換了個角度繼續拍。此後一直到健行結束，他都會停下腳步去拍攝甲蟲的超近特寫。而他一開始這麼做，大麻的癮頭就弱了。

　　「我得強迫自己一動不動，」他在二〇一七年的一次面談中跟我說。「我必須達到絕對的靜止，才能拍到成功對焦的畫面。這個過程沒有誇大地釘住了我，讓我有了一個專心的重心。我在相機的另一頭找到了一種怪誕、超現實、充滿迫力的世界，可與我想逃避的這個世界相提並論，不一樣的是那個世界更好，好到我不需要任何毒品。」

　　好幾個月後，我意識到穆罕默德的戒癮之路跟我的有

點像。

　　我有意識地讓自己浸淫在對病人的照顧上，尤其是專注在我工作中一向獎勵豐碩的各個面向：花時間與病人培養關係，投身於論述中來讓世界恢復秩序。在這麼做的過程中，我得以從強迫式的言情小說閱讀中脫身，轉進到一個獎勵更多、意義也更豐富的職業生涯中。同時我還得以在工作表現上更上層樓，但那只是意外的副產品，不是我尋求的目標。

　　我想鼓勵大家在你無法逃開的生活裡去尋找一種你可以全心全意沉浸其中的東西。我希望大家可以停止轉身逃跑，轉而掉頭面對你原本想逃避的一切，不論那究竟是什麼。

　　然後我希望你能鼓起勇氣走向前去。這麼一來，這個世界就有可能在你面前顯露出神奇與令人驚嘆的一面，神奇到你不需要再逃。事實上這嶄新的世界將可能值得你去仔細觀察。

　　找到平衡並維持平衡的各種回報既不能立刻生效，也不能永久有效。想得到這些回報需要耐性與恆心。我們必須願意往前進，不因不確定前面是什麼而停下腳步。我們必須相信今日的行動雖看似對當下沒有什麼影響，但其實行遠必自邇，現在的每一小步都是在朝著正確的方向累積進度，我們自會在未來的某個點上恍然大悟，但健康的操持必須每日為之。

　　我的病人瑪麗亞跟我說：「戒癮就像在《哈利波特》電影裡的一幕，鄧不利多邊走進一條暗巷邊沿途點亮路燈。只有等他抵達巷尾並停下腳步回望時，鄧不利多才看見整條巷子都亮

了，那是他一路走來累積的光明。」

　　終於我們來到了書的尾聲，但這可能也只是一個開端，前面在等著你的是一條新的道路，而道路的彼端則是一個到處都是藥物、刺激過度、愉悅飽和的現代世界。痛爽平衡的練習不能放手，這樣你才能有朝一日驀然回首，進步就發生在燈火闌珊的來時路。

痛爽平衡教會我們的事情

- 拚了命地追逐愉悅（並逃避痛苦），只會通往更多痛苦。
- 戒癮始於禁慾。
- 禁慾可以重設大腦的獎勵路徑，並讓我重拾享受生活中簡單愉悅的能力。
- 自縛可以在慾望與消費之間創造出字面意義上的與後設認知（metacognition；譯注：認知到自己在認知）上的空間，而這些空間是現代人活在這個多巴胺過載世間的必需品。
- 藥物可以回復人體恆定，但用藥物袪除痛苦的代價不能不考慮。
- 壓下天秤的痛端，可以重設爽痛平衡到爽端。
- 注意不要對痛成癮。
- 徹底的誠實可以促成覺察、強化親密、培養豐盈的心靈。

- 利社會的羞恥，可以確認我們是人類部落的一員。
- 與其逃離，不如試著讓自己沉浸其中、找到容身之處。

作者的話

　　本書中所有私密的對話與故事，都附有受訪者的知情同意書。為了保護隱私，我做了一些刪節，改掉了真名與地理細節，即便有時候受訪者對此並不介意。取得同意的過程包含讓受試者回應完這兩句話：「讀了本書的熟人恐怕會認出你來，雖然我已經改掉了你的名字，你可以接受嗎？」與「如果有你不想讓我寫進書裡的細節，跟我說我一定去掉。」

致謝

　　我想要感謝所有在成書過程中與我分享他們的體驗與省思的病人。他們願意將己袒露在不只是我之前，更是在所有看不見且素昧平生的讀者前，是既勇敢又慷慨的表現。所以這本書不是我的，是我們的。

　　我也想感謝的是並非我的病患，但依然同意爲了本書受訪的每一位。他們對於成癮與戒癮的深刻見解，讓我自身的解讀能力獲益良多。

　　我很幸運能在身邊圍繞著一群心思縝密又有創意的親友，他們的高見都經由我們的對話進入了本書。我實在無法將他們全部列出來，但我想特別把一聲謝謝傳達給肯特・鄧寧頓、基斯・亨佛瑞斯（Keith Humphreys）、艾瑞克・J・伊恩內利、勞勃・馬連卡、馬修・普里庫佩克（Matthew Prekupec）、約翰・魯阿克（John Ruark）與丹尼爾・薩爾（Daniel Saal）。

　　我還要感謝羅賓・柯曼（Robin Coleman）讓我再次提筆，感謝邦妮・索羅（Bonnie Solow）對我的寫作計畫抱持信心，

感謝黛比・麥可卡洛（Deb McCarroll）替我繪製插畫，也感謝史提芬・馬羅（Stephen Morrow）與漢娜・費尼（Hannah Feeney）讓這一切開花結果。

最後，我要說讓這一切不可能變成可能的，是我摯愛先生的支持，謝謝你，安德魯。

關於作者

　　安娜・蘭布克醫師是史丹佛大學醫學院精神科暨成癮醫學的教授，也是史丹佛成癮醫學雙重診斷診所的主任。她曾多次獲得獎項，肯定她在心理疾病研究上，在教學工作上，還有在臨床治療創新上的卓越表現。身為臨床學者，她出版過逾百筆經同儕審查過的論文、書籍章節，還有獲得《新英格蘭醫學期刊》與《美國醫學會期刊》等一流發表管道上刊登的評論。她著有談處方藥氾濫問題的專書《毒販醫生：為什麼醫師上當、病人上鉤，還有何以戒除如此困難》（暫譯，原書名 *Drug Dealer, MD: How Doctors Were Duped, Patients Got Hooked, and Why It's So Hard to Stop*）。身為若干州級與全美成癮關注組織的董事，她曾在美國參眾兩院多個委員會的聽證會上作證，也長年在公開演說與臨床執業的忙碌工作上奉獻心力。

圖表索引

國家圖書館出版品預行編目 (CIP) 資料

多巴胺國度 : 在縱慾年代找到身心平衡 / 安娜 . 蘭布
克 (Anna Lembke) 著 ; 鄭煥昇譯 . -- 初版 . -- 臺北市 :
經濟新潮社出版 : 英屬蓋曼群島商家庭傳媒股份有
限公司城邦分公司發行 , 2023.03
　　面 ;　　公分 . -- (自由學習 ; 41)

譯自 : Dopamine nation : finding balance in the age of
　　indulgence

ISBN 978-626-7195-17-8（平裝）

1.CST: 成癮 2.CST: 戒斷

411.8　　　　　　　　　　　　　　　111020560